徹底研究
「治験」と「臨床」

公益財団法人
医療科学研究所 監修

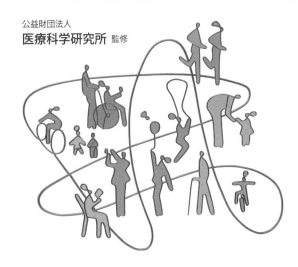

法研

「医研シリーズ」発刊にあたって

　公益財団法人医療科学研究所は 1990 年の設立以来，機関誌を年 4 回発行しています。各年度の最初の号に特集を設け，時宜に適したテーマについて各界の著名な先生方に執筆していただいています。この機関誌は，一部の大学や研究所に送付しており，また，当研究所のホームページからも特集の内容を読んでいただくことができます。

　しかしながら，折角の特集も，配布先等の関係から多くの学者・研究者あるいは関係する分野の方々の目に触れる機会が少なく，またホームページへのアクセス数も限られており，かねてから改善を図りたいと考えていました。

　そこで，この毎年度の特集を多くの人に活用していただけるよう，読みやすい書籍「医研シリーズ」として発刊することといたしました。

　シリーズの第 1 号は，2018 年度の特集「治験・臨床研究─患者の医療アクセスの改善，被験者保護と臨床研究開発の推進─」です。医療の進歩において，最先端知識・技能を用いた画期的新薬の創出や最新の医療機器・診断薬等の開発が非常に大きな役割を果たしてきました。それらを生み出していく重要な基盤が臨床治験や臨床研究であり，成果にたどり着くまでに大きな人的金銭的資源を必要とします。

　わが国の臨床治験・試験は，過去においては，欧米先進国に比して未成熟と指摘されてきました。新薬の日本への導入が遅れる

ドラッグラグという重要課題もありました。また，近年では医薬品の臨床試験の倫理性に関しても社会的批判を受ける事態が発生しました。

　しかしながら，独立行政法人医薬品医療機器総合機構（PMDA）の機能強化や国立研究開発法人日本医療研究開発機構（AMED）の設立等により，基礎研究，臨床試験の充実や審査期間の大幅な短縮等，我が国の医薬品研究開発の環境，また，新薬の承認審査体制は急速の進歩を遂げ，今や欧米に比して遜色のないレベルに達しています。

　一方で，難病対策問題や人道的立場に立った最先端医療技術や未承認医薬品等に対する患者アクセス問題も提起され，それを可能とする法整備や仕組み作りがなされてきました。さらに2017年の臨床研究法の成立によって，臨床治験の倫理面での強化が図られました。また，それに伴い日本における倫理審査委員会制度の改革も進められております。

　最近では，バイオ医薬品の研究開発，臨床応用，さらに，世界の最先端を進む再生医療等々，新しい科学，技術の進展に伴う様々な課題も明らかになってきました。

　生命に直結するこれらの諸課題を乗り越えて行くために，産官学が協力しあい，様々な改善が積み重ねられています。当書は，治験・臨床研究のエキスパートに，改革の歴史を分かりやすく解説していただくとともに，医薬品等の研究開発，臨床治験・研究の推進，各種の最先端技術の確立について，課題提起と解決の方向性を，周辺状況も含み幅広く示す特集となっております。この書が，臨床治験・研究に関わりを持つ多くの関係者にとって参考

になることを期待しています。

　医療科学研究所としては，今後ともホットな課題に焦点を当てて特集を組み，このシリーズを充実させていきたいと考えております。

　なお，このシリーズのプレリュードとして，平成 27 年に『人生の最終章を考える―その人らしく生き抜くための提言―』を発行しています。人生の最終章を迎える頃の生き方，支え方，迎え方を，この分野の著名な学者・実践者・マスコミの方に執筆していただいています。多角的な内容で，どの人にも参考になる情報が書かれていると思います。

　最後に，公益財団法人医療科学研究所について説明します。

　医療科学研究所は，1990 年，森亘先生（元東京大学総長，元日本医学会会長）を理事長として設立された研究法人です。森理事長は設立時に「医療科学研究所は，医療と経済の調和，需給の長期的安定のみならず，広く新しい時代の医療を社会の合意の下に模索すべく，英知を結集し，考察を進める場としての役割を担う」と述べられています。具体的な事業としては，医療及び医薬品に関する経済学的調査研究，医療とその関連諸科学の学際的調査研究，研究の助成，成果の刊行，講演会・シンポジウム等の開催などを行っています。医療科学研究所のホームページ（http://www.iken.org）をご参照ください。

平成 30 年 9 月吉日

公益財団法人医療科学研究所

理事長　江利川 毅

執筆者一覧

発刊にあたって

江利川　毅　　公益財団法人医療科学研究所 理事長

論文

楠岡　英雄　　独立行政法人 国立病院機構 理事長

川野　宇宏　　厚生労働省健康局 難病対策課長

伊藤　たてお　一般社団法人 日本難病・疾病団体協議会 理事会参与

片山　晶博　　厚生労働省保険局医療課 先進・再生医療迅速評価専門官
　　　　　　　（現 岡山大学病院新医療研究開発センター助教）

天野　慎介　　一般社団法人 全国がん患者団体連合会 理事長

福田　亮介　　厚生労働省医政局研究開発振興課 課長補佐
　　　　　　　（現 ハーバード公衆衛生大学院修士課程）

田代　志門　　国立がん研究センター社会と健康研究センター 生命倫理・医事法研究部長

澤　　芳樹　　大阪大学大学院医学系研究科 心臓血管外科学 教授

鮫島　正　　　テルモ株式会社 執行役員

梶尾　雅宏　　国立研究開発法人 日本医療研究開発機構 執行役

武藤　香織　　東京大学医科学研究所 ヒトゲノム解析センター公共政策研究分野 教授

（執筆順。肩書きは執筆当時）

徹底研究「治験」と「臨床」
―運用の視点・患者の視点で読み解く―

目次

「医研シリーズ」発刊にあたって......................... 3
　江利川　毅

第1章

総説　治験・臨床研究の歩みについて 9
　楠岡　英雄

第2章

難病法の制定と現在の難病対策について 39
　川野　宇宏

第3章

患者会の活動と難病法（難病の患者に対する
医療等に関する法律）の成立への関わり
―患者会の視点から―................................. 61
　伊藤　たてお

第4章

患者申出療養と人道的見地から実施される
治験（拡大治験）について―制度運用の視点から― 81
　片山　晶博

第5章

患者申出療養制度への期待と課題
―がん患者の立場から― 103
　天野　慎介

第6章

臨床研究法について 131

福田　亮介

第7章

日本における倫理審査委員会制度改革の動向 161
—研究倫理指針から臨床研究法へ—

田代　志門

第8章

再生医療の最前線 187

澤　芳樹

第9章

再生医療新法と薬事法改正による研究開発環境の変化
—開発企業の立場から— 205

鮫島　正

第10章

日本医療研究開発機構（AMED）の創設の意義と
今後のライフサイエンス分野の研究開発費の在り方に
ついて　 223

梶尾　雅宏

第11章

臨床研究への患者・市民参画政策の黎明期に
—「経験ある被験者」の貢献を考える— 249

武藤　香織

1

総説
治験・臨床研究の歩みについて

楠岡　英雄
独立行政法人国立病院機構理事長

1. はじめに

　新しい薬剤や医療機器の開発においては，人における有効性と安全性を確認する必要がある。また，Evidence-Based Medicine（EBM）を進めるためには科学的根拠の蓄積が重要である。このような新薬等の有効性などの確認や科学的根拠の確立のために行われる研究が人を対象として行われる介入研究であり，臨床試験と呼ばれている。すなわち，臨床試験は何らかの医学的仮説を検証するために人を対象に行われる実験である。一方，医学的仮説の形成のためには，多数の患者データを集め，その疾患の特性，あるいは検査結果と診断精度や予後との関係を明らかにする必要がある。このような研究は観察研究と呼ばれている。わが国では観察研究と介入研究・臨床試験を合わせたものの総称として「臨床研究」という用語が用いられている。しかし，法律等の一部に

おいては，臨床研究を介入研究・臨床試験に限って使用している
こともあるので，注意が必要である。本稿では，まず臨床研究に
関する規制の状況に ついて，次いで，臨床研究の推進における
問題点を示し，その解決のために策定された治験・臨床研究の活
性化計画について述べる。

２．臨床研究の原則

　臨床研究，特に臨床試験においては，有効性や 安全性が確認
されていない化学物質等を被験者に投与し，その効果を観察する
ことになるので，被験者の人権を守ることは必須の事項である。
第二次世界大戦において人権を無視した人体実験が行われた反省
からいくつかの臨床研究に対する倫理規範が策定され，1964 年
6 月にはヘルシンキで開催された第 18 回世界医師会（WMA）
総会において「人間を対象とする医学研究の倫理的原則」が採択
された。これがいわゆる「ヘルシンキ宣言」である。ヘルシンキ
宣言はその後の臨床研究の進歩や倫理に関するコンセンサスの変
化を反映させるべく数回の改訂が行われ，現在は 2013 年 10 月
にブラジル・フォルタレザで開催された WMA 総会で採択され
たものが最新版である。
　ヘルシンキ宣言では，その序文において以下のように述べてい
る（日本医師会訳による）。
　 1．世界医師会（WMA）は，特定できる人間由来の試料お
　　　よびデータの研究を含む，人間を対象とする医学研究の倫
　　　理的原則の文書としてヘルシンキ宣言を改訂してきた。

総説　治験・臨床研究の歩みについて　1

　　本宣言は全体として解釈されることを意図したもので
あり，各項目は他のすべての関連項目を考慮に入れて適
用されるべきである。

2．WMA の使命の一環として，本宣言は主に医師に対して
表明されたものである。WMA は人間を対象とする医学
研究に関与する医師以外の人々に対してもこれらの諸原
則の採用を推奨する。

　ヘルシンキ宣言は世界医師会が策定したものではあるが，現在，
医師に限らず，全ての臨床研究の実施者にその遵守が求められて
いる普遍的原則となっている。また，対象は人体に対して行われ
る研究のみならず，人間由来の試料およびデータの研究も含んで
いることに留意する必要がある。

　ヘルシンキ宣言最新版では，「一般原則」に続き，「リスク，負担，
利益」，「社会的弱者グループおよび個人」，「科学的要件と研究計
画書」，「研究倫理委員会」，「プライバシーと秘密保持」，「インフォー
ムド・コンセント」，「プラセボの使用」，「研究終了後条項」，「研究
登録と結果の刊行および普及」，「臨床診療における未実証の治療」
について述べられている。

　臨床研究の基本的原則は，「5．医学の進歩は人間を対象とす
る諸試験を要する研究に根本的に基づくものである」ことを認め
た上で，「7．医学研究はすべての被験者に対する配慮を推進か
つ保証し，その健康と権利を擁護するための倫理基準に従わなけ
ればならない」とし，「8．医学研究の主な目的は新しい知識を
得ることであるが，この目標は個々の被験者の権利および利益に
優先することがあってはならない」としている。

具体的には，科学性（21．人間を対象とする医学研究は，科学的文献の十分な知識，その他関連する情報源および適切な研究室での実験ならびに必要に応じた動物実験に基づき，一般に認知された科学的諸原則に従わなければならない），倫理性のもとに研究が計画・実施され，そこで得られたデータの信頼性が保証されなければならない。わが国における臨床研究に関する法令や指針も，全て，ヘルシンキ宣言に則って策定されている。

3．わが国における臨床研究に関する規制

1）GCP 省令

　わが国において，新規の薬物・医療機器の販売承認や適応拡大の承認を厚生労働省から得るためには，当該薬品等の有効性と安全性を示すデータを提出することが原則として求められている。この承認のためのデータを得るために行われる臨床試験が「治験」と呼ばれている。治験の実施に当たっては，当然，ヘルシンキ宣言に基づいて行われなければならないが，その手順については，1989 年 10 月に「医薬品の臨床試験の実施に関する基準について」が厚生省薬務局長通知として出されたのが最初のものとなる（旧 GCP）。

　その後，抗ウィルス薬の治験において抗がん剤との併用事例で死亡を含む重篤な有害事象が多発したことをきっかけに「医薬品安全性確保対策検討会」が設置され，1996 年 11 月に報告書が提出された。また，日米欧における医薬品規制に関するガイドラインの整合性をとるために作られた International

総説　治験・臨床研究の歩みについて　**1**

Council for Harmonization of Technical Requirements for Pharmaceuticals for Human Use（ICH[注1]，医薬品規制調和国際会議）において，治験の実施手順に関して合意がなされ，Guideline for Good Clinical Practice（GCP）が1996（平成8）年5月にICH-GCPとして公表された。この2つの流れを受けて1997（平成9）年3月に中央薬事審議会答申「医薬品の臨床試験の実施の基準（GCP）の内容」（答申GCP）がなされ，1997（平成9）年3月に旧薬事法に基づく省令（厚生省令第28号）として「医薬品の臨床試験の実施の基準に関する省令」が制定された。この省令は臨床研究に関する法令としては最初のものである。この後，医療機器に関するGCP省令（「医療機器の臨床試験の実施の基準に関する省令」），再生医療等製品に関するGCP省令（「再生医療等製品の臨床試験の実施の基準に関する省令」）が策定されている。

　なお，GCPはヘルシンキ宣言を実行するための手順書に相当するものであり，GCPを遵守することで当該GCPが策定された当時のヘルシンキ宣言を遵守することになる。したがって，GCPにはヘルシンキ宣言が求める臨床研究の科学性・倫理性・信頼性を担保する手段が規定されている。

2）臨床研究の倫理指針

　治験については1997（平成9）年にGCP省令ができ，法的な規制を受けることとなったが，治験以外の臨床研究について法

注1）　かつては，International Conference on Harmonizationと呼ばれていた。

13

的規制はなく，ヘルシンキ宣言に基づく研究者の自主的判断に任されていた。しかし，研究の実施に当たって問題となる事例の報告が散見されるようになり，臨床研究に関するガイドライン・倫理指針が必要と考えられるようになった。

まず，最初に，臨床研究に直結するものではないが，「ヒトゲノム・遺伝子解析研究に関する倫理指針」が 2001 年 3 月に文部科学省・厚生労働省・経済産業省合同の告示として策定された。次いで，2002 年 6 月に「疫学研究に関する倫理指針」が文部科学省・厚生労働省合同の告示として，2003 年 7 月には「臨床研究に関する倫理指針」が厚生労働省告示として示された。

しかし，疫学研究と臨床研究とは明確に区別できないところもあり，一方，「疫学研究に関する倫理指針」と「臨床研究に関する倫理指針」において具体的手順に違いがあることから，研究の現場では混乱が生じることもあった。「臨床研究・治験活性化 5 か年計画 2012」において，「両指針の関係を見直し，臨床研究を実施する際により活用しやすい指針となるよう検討する」とされたことを受け，厚生労働省・文部科学省に「疫学研究に関する倫理指針の見直しに係る専門委員会・臨床研究に関する倫理指針の見直しに係る専門委員会合同委員会」が設置された。2012 年 12 月から検討が開始され，両指針を統合する形で「人を対象とする医学系研究に関する倫理指針」（平成 26 年文部科学省・厚生労働省告示第 3 号，2014（平成 26）年 12 月 22 日。2015（平成 27）年 4 月 1 日施行）が策定された。

この統合指針の策定作業中にディオバン事案[注2)]が明らかとなり，「高血圧症治療薬の臨床研究事案に関する検討委員会報告書」

総説　治験・臨床研究の歩みについて　**1**

（2014（平成 26）年 4 月）において「臨床研究に関する倫理指針」の見直しの一環として必要な対応を図ることとされた。「疫学研究に関する倫理指針」，「臨床研究に関する倫理指針」はヘルシンキ宣言に則ってはいるものの，臨床研究の科学性・倫理性の担保は求めているが信頼性に関する担保，具体的にはモニタリング・監査の実施やデータの保存についての記載はなく，義務づけられていなかった。しかし，上記報告書の指摘を受け，被験者へのリスクが高い「侵襲を伴い介入を行う研究」すなわち臨床試験においては信頼性の確保も求めることとされ，データ改ざん防止のためのモニタリング・監査の実施，資料の保存，利益相反に関し，それまでの指針にはなかった規定が新設された。

3）臨床研究法

「高血圧症治療薬の臨床研究事案に関する検討委員会報告書」では，指針の強化に加え，「国は，平成 26（2014）年秋を目処に，臨床研究の信頼回復のための法制度の必要性について検討を進めるべき」とされ，これを受けて，「臨床研究に係る制度の在り方に関する検討会」が設置され，2014（平成 26）年 12 月にとりまとめが公表された。この中で，不適正事案が判明した場合の調査，再発防止策の策定，関係者の処分等の迅速な対応に現状の制度では限界があり，信頼回復のためには倫理指針の遵守だけでは十分とは言えず，法規制が必要と結論づけられた。しかし，過度

注 2）　ノバルティス社の高血圧症治療薬ディオバンに係る臨床試験において，データ操作等があり，試験結果の信頼性や研究者の利益相反行為等の観点から 2013（平成 25）年夏に社会問題化したもの。

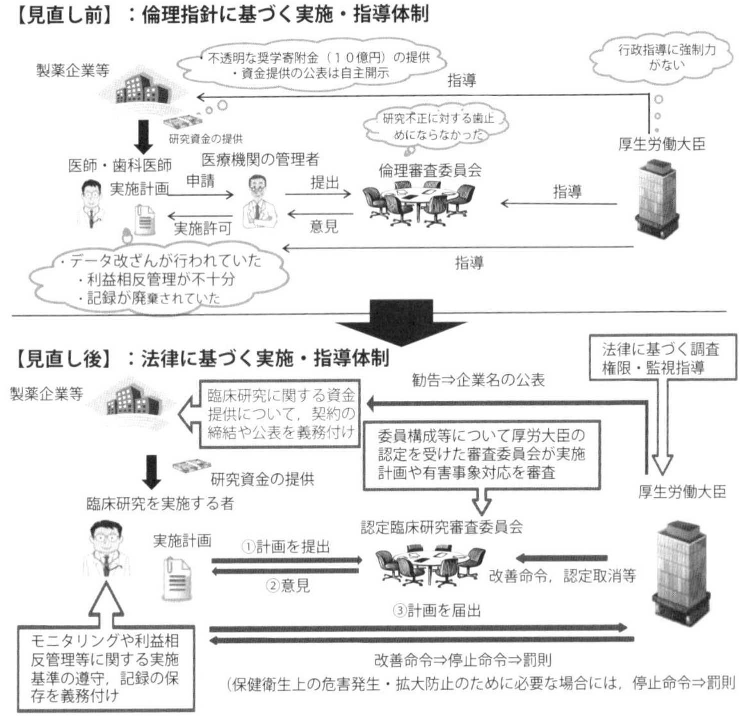

【見直し前】：倫理指針に基づく実施・指導体制

製薬企業等
・不透明な奨学寄附金（１０億円）の提供
・資金提供の公表は自主開示
指導
行政指導に強制力がない

研究資金の提供

医師・歯科医師
実施計画
申請

医療機関の管理者
実施許可

研究不正に対する歯止めにならなかった

提出
意見
倫理審査委員会
指導
厚生労働大臣

・データ改ざんが行われていた
・利益相反管理が不十分
・記録が廃棄されていた
指導

【見直し後】：法律に基づく実施・指導体制

製薬企業等
勧告⇒企業名の公表
法律に基づく調査権限・監視指導

臨床研究に関する資金提供について，契約の締結や公表を義務付け

委員構成等について厚労大臣の認定を受けた審査委員会が実施計画や有害事象対応を審査

研究資金の提供

臨床研究を実施する者
実施計画
①計画を提出
②意見
厚生労働大臣

認定臨床研究審査委員会
改善命令，認定取消等

③計画を届出

モニタリングや利益相反管理等に関する実施基準の遵守，記録の保存を義務付け

改善命令⇒停止命令⇒罰則
（保健衛生上の危害発生・拡大防止のために必要な場合には，停止命令⇒罰則）

出典：厚生科学審議会（2017a）

図1　法制度による見直しの考え方

な規制導入は研究の萎縮をもたらすなどの影響が懸念されるので，自由な研究環境を確保し法規制による研究の萎縮を防止するため，法規制と研究者等の自助努力・法規制以外の対応方策とのバランスが重要とされた。また，法規制の範囲としては，臨床研究に参加する被験者に対するリスクと，研究結果が医療現場の治療方針に与える影響の度合い等の社会的リスクの双方を勘案し，

総説 治験・臨床研究の歩みについて

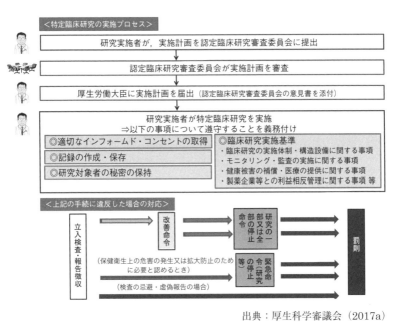

出典：厚生科学審議会（2017a）

図2 特定臨床研究の実施の手続

①未承認又は適応外の医薬品・医療機器等を用いた臨床研究，②医薬品・医療機器等の広告に用いられることが想定される臨床研究が妥当とされた。これらの結果，「臨床研究法」が策定され，2017（平成29）年4月に公布され，2018（平成30）年4月1日に施行された。

臨床研究法では，GCP省令や「人を対象とする医学系研究に関する倫理指針」が求めるところとほぼ同じであるが，実施・指導体制に大きな違いがある（図1）。治験，あるいは倫理指針に基づいて行われる臨床研究においては，医療機関の管理者は医師

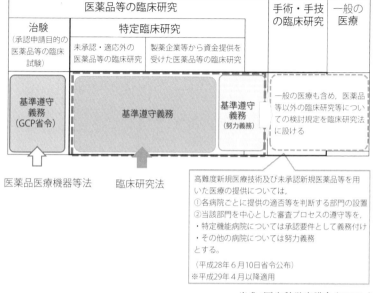

出典：厚生科学審議会（2017a）

図３　医療における規制の区分について

等からの研究実施の申請に対し，倫理審査委員会の意見を聞いて許可を与える等，大きな責任を負わされている（図１上段）。一方，臨床研究法に規定される特定臨床研究の実施においては，研究を実施する医師自らが認定臨床研究審査委員会の意見を求め，研究の登録や実施に伴うモニタリング等の業務，利益相反の管理等も研究を実施する医師自身が責任を負うこととなっている（図１下段，図２）。なお，参考のために，医療における規制の区分を図３に示す。

総説　治験・臨床研究の歩みについて

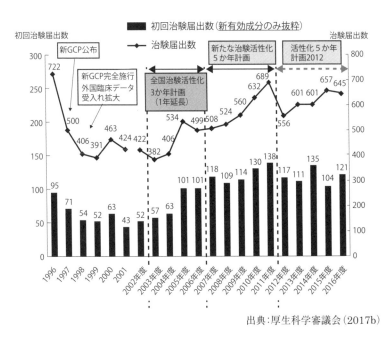

出典：厚生科学審議会（2017b）

図4　治験計画届出数の推移

4．治験・臨床研究の活性化

1）全国治験活性化3カ年計画

　1997（平成9）年にGCP省令（新GCP）が公布され，1998（平成10）年に完全施行されるようになったころ，国内における治験の件数が急速に減少した（図4）。旧GCPでの治験は医師が片手間にでもできるものも多かったが，新GCPのもとではモニタリングへの対応など，医師のみで治験が実施できる状況にはな

く，CRC（Clinical Research Coordinator，臨床研究コーディネーター）等の支援が必要となった。また，実施のための手続においても従来にはないドキュメントが必要になるなど，治験の実施の体制整備や人材育成が必要となり，治験の進捗が遅れたといわれている。また，同時期に承認審査における外国臨床データの受け入れが拡大され，国内で治験を実施する必要が少なくなったことも件数減少の原因と考えられた。さらに，治験の内容においても，「進捗が遅い，費用が高い，質が良くない」と依頼者の受け止めもよくなく，日本企業も海外で治験を実施する傾向があった。

　そのころ，今後のゲノム創薬やテーラーメイド医療への期待の高まりや創薬のグローバルな競争激化にわが国の医薬品産業が対応できず，国際競争力の弱化が懸念された。そこで2002年から2006年の5年間をイノベーション促進のための集中期間とし，現状や今後の課題，産業の将来像等を「医薬品産業ビジョン」として提示することにより，医薬品産業の国際競争力の強化が目指された。この「医薬品産業ビジョン」の中で治験も取り上げられ，被験者・実施研究者の治験へのインセンティブを高め，治験の実施体制を強化することが課題として挙げられた。これを受け，2003（平成15）年4月に文部科学省・厚生労働省より「全国治験活性化3カ年計画」が発表された（表1）。この3カ年計画は医薬品産業ビジョンの期間と合わせる形で1年延長され，平成18年度まで続けられた。また，その成果としては表1のように報告されている。

総説　治験・臨床研究の歩みについて　**1**

表1　全国治験活性化3カ年計画の概要・成果

1．治験のネットワーク化の推進
- 「大規模治験ネットワーク」の構築【登録施設数：1,170施設（平成18年5月現在），モデル事業：医師主導治験12件採択　6件治験届提出】
- 地域ネットワーク等への支援【全国16地域の地域ネットワークを支援】　等

2．医療機関の治験実施体制の充実
- 治験コーディネーター（CRC）の養成確保（5,000人の研修実施）【平成17年度末：約4,500人養成】
- 医療関係者への治験に関する理解の促進【治験推進協議会開催（全国7カ所）】　等

3．患者の治験参加の支援
- 国民に対する治験の意義等に関する普及啓発及び情報提供【治験促進啓発シンポジウム開催，日医治験促進センターのHP掲載，厚生労働省「治験」のページ，臨床研究登録制度】　等

4．企業における治験負担の軽減
- 治験契約に係る様式の統一化【国立病院において統一済み】
- 独立行政法人医薬品医療機器総合機構における相談体制の充実【審査部門の増員　198名（平成18年4月）】
- 契約症例の実施の徹底【国立病院において出来高払いに】　等

5．臨床研究全体の推進
- 「根拠に基づく医療」（いわゆるEBM; Evidence-based Medicine）のための臨床研究やトランスレーショナル・リサーチ等の推進及びその支援体制の整備・充実【厚生労働科学研究事業（基礎研究成果の臨床応用推進研究（H18：8.5億円），臨床研究基盤整備推進研究（H18：10.8億円））】
- 臨床研究全般を対象とするルール作り及びその円滑な運用のための環境整備【「臨床研究に関する倫理指針」の策定（平成15年7月30日告示　平成16年12月28日全部改正）】　等

注：【　】内はその成果を示す。

出典：文部科学省・厚生労働省（2007）

表2 新たな治験活性化5カ年計画

(1) 治験等の中核・拠点医療機関の体制整備
- 人材を集中的に投入，技能の集約化を図る
- 治験・臨床研究専門スタッフの養成

【治験や臨床研究を企画・運営出来る中核病院を 10 カ所整備する。治験・臨床研究を円滑に実施できる拠点医療機関を 30 カ所整備する】

(2) 人材育成
① 医師に対する動機付け
- 臨床研究業績の評価向上
- 適正な受託研究費の院内配分
- ② CRC の養成研修の質的向上
- 各養成団体間の研修内容の統一化
- 拠点等での学会認定ＣＲＣの活用

③ IRB 職員，データマネージャーに対する研修の導入
- 【医師,コーディネーター (CRC),生物統計家,データマネージャーの養成確保】

(3) 国民への普及啓発，参画促進
① 臨床研究登録と登録データベースの活用促進
② 患者情報提供機能の充実
- 患者情報室設置、治験後の治療確保、治験後の被験薬情報フォローアップ等

【患者の治験・臨床研究への参加しやすさの向上。患者の治験・臨床研究へのインセンティブの向上】

(4) 効率化企業負担の軽減
① 契約様式の全国的統一，医療機関の窓口一元化
② 治験等のデータの IT 化とモニタリング効率の改善

【治験契約に係る様式の統一化や企業と医療機関の役割分担の明確化。治験・臨床研究実施体制の公表】

(5) その他
○ 臨床研究に関する倫理指針の見直しのための検討開始
○ 引き続き，臨床研究の在り方を検討
○ GCP 等の規制関係の整合化
- 【省令やガイドラインの見直し（国際基準との整合,被験者保護の仕組み）】

注：【 】内は具体的施策。　　　　　出典：文部科学省・厚生労働省 (2007)

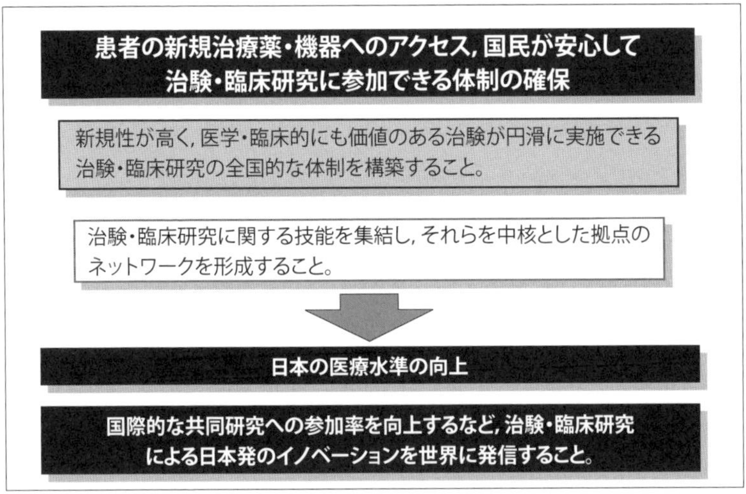

総説　治験・臨床研究の歩みについて　**1**

出典：文部科学省・厚生労働省（2007）

図5　新たな治験活性化5カ年計画の目標

2）新たな治験活性化5カ年計画

　この3カ年計画により国内の治験の件数は回復しつつあった（図4）。しかし治験のスピード，費用，質に関しては改善しておらず，引き続き治験の活性化は必要との判断から，2007（平成19）年3月に文部科学省・厚生労働省から「新たな治験活性化5カ年計画」が発表され，2007（平成19）年度より開始された。

　「新たな治験活性化5カ年計画」の目標を図5に，概要と具体的施策を表2に示す。本計画の目標の一つは，わが国の治験の「進捗が遅い，費用が高い，質が良くない」状況の改善であった。このうち，「進捗が遅い，費用が高い」主な原因として治験実施施設の症例集積性が低いことが指摘されており，これをいか

23

表3　治験中核病院・拠点医療機関

○治験中核病院（10 病院）

慶応義塾大学医学部	国立がんセンター中央病院
国立循環器病センター	国立成育医療センター
国立病院機構本部	大分大学医学部付属病院
北里大学医学部	国立国際医療センター
国立精神・神経センター武蔵病院	千葉大学医学部付属病院

○治験拠点医療機関（30 医療機関）

岩手医科大学附属病院	自治医科大学附属病院
群馬大学医学部附属病院	虎の門病院
順天堂大学医学部附属順天堂医院	東京慈恵会医科大学附属病院
東京女子医科大学病院	東京都立清瀬小児病院
日本大学医学部附属板橋病院	神奈川県立こども医療センター
聖マリアンナ医科大学病院	東海大学医学部付属病院
新潟大学医歯学総合病院	金沢大学医学部附属病院
静岡県立静岡がんセンター	聖隷浜松病院
浜松医科大学医学部附属病院	名古屋大学医学部附属病院
三重大学医学部附属病院	大阪市立大学医学部附属病院
近畿大学医学部附属病院	大阪府立成人病センター
大阪府立母子保健総合医療センター	兵庫県立がんセンター
岡山大学医学部・歯学部附属病院	広島大学病院
山口大学医学部附属病院	徳島大学病院
久留米大学医学部附属病院	福岡大学病院

に高めるかが課題であった。海外の治験実施機関は 2,000 床を超える病床を持ち外来患者数も 1 日 5,000 人を超えるような規模を持っており，その規模の大きさから症例集積性が高いと考えられる。しかし，国内にはこのような超大規模の病院はなく，それを代替するものとして治験ネットワークが考えられ，「全国治験活性化 3 カ年計画」においてもネットワークが作られたが，

総説　治験・臨床研究の歩みについて

実質的に機能していなかった。「新たな治験活性化5カ年計画」では，より強力なネットワークの作成を目指し，治験や臨床研究を企画・運営出来る治験中核病院を10カ所，治験・臨床研究を円滑に実施できる治験拠点医療機関を30カ所選定し，基盤整備のための補助金を交付することとなった（表3）。このうち，治験中核病院の一部は，国民に提供する医療の質の向上（EBMの実践），新規治療法，新規医薬品・医療機器の開発促進（治験環境の整備）のための世界水準の臨床研究基盤の整備を目標とした「臨床研究基盤整備推進研究事業」（2006［平成18］年度より3年間の予定で開始）参加施設（慶應義塾大学医学部，国立がんセンター中央病院，国立循環器病センター，国立成育医療センター，国立病院機構本部）が移行した。

　2010（平成22）年度には本計画の中間見直しが行われたが，その時点でわが国の治験は，スピードは国際レベルと差がない程度まで改善し，質は良く，むしろオーバークオリティーになっている懸念が指摘されるほどであった。しかし，費用が高い点は変化がなく，これはわが国における治験体制の構造的問題，すなわち施設の症例集積性が低く，1つの治験に数多くの施設参加を求めざるを得ない点に原因があると考えられた。また，中間見直しでは，これまでの開発後期の治験の実施体制整備への取組から，革新的医薬品・医療機器の創出のためのより早期段階の治験やPOC（Proof of Concept）試験等の臨床研究に比重を移し，これらの国内での実施を加速する体制の確実な整備を行うことが必要であると提言された。さらに，適応拡大を目指した治験・臨床研究やエビデンスの創出につながる臨床研究も医療の発展に向け

25

表4 「新たな治験活性化5カ年計画」の進捗状況

(1) 治験・臨床研究を実施する医療機関を整備
  ・ 治験中核病院・拠点医療機関を指定。相互の連携を強化する場として，協議会を設置。
  ・ 毎年，治験・臨床研究基盤整備状況調査を実施し，体制整備の進捗を評価 等。
(2) 治験・臨床研究を実施する人材を育成し，確保する
  ・ CRC（初級・上級）養成，ローカルデータマネージャー，IRB研修を実施。
  ・ 初級者臨床研究コーディネーター養成研修の内容の見直し 等。
(3) 国民への普及啓発と治験・臨床研究への参加を支援する
  ・ 国立保健医療科学院に臨床研究登録情報検索ポータルサイトを設置。
  ・ 平成20年10月に世界保健機構（WHO）により，臨床試験登録のUMIN-CTR，JAPIC，JMACCTとの連携体制を，Japan Primary Registries Networkとして認定 等。
(4) 治験・臨床研究の効率的な実施と，企業負担を軽減する
  ・ 治験の依頼等に係る統一書式の作成，統一書式入力支援ソフトの作成・公開。
  ・ 平成22年～治験等適正化作業班を設置（コスト，共同IRB，治験のプロセスの見直し，症例集積性の向上について検討）し，「治験等の効率化に関する報告書」を取りまとめ，研究開発振興課長通知（平成23年6月30日医政研発0630第1号）として発出 等。
(5) その他の課題
  ・ GCP省令等，「臨床研究に関する倫理指針」，「ヒト幹細胞を用いた臨床研究に関する倫理指針」の改正。
  ・ 平成20年度～高度医療評価制度の実施（臨床研究における保険併用を可能に）。

出典：文部科学省・厚生労働省（2012）

総説 治験・臨床研究の歩みについて

1. 日本の国民に医療上必要な医薬品・医療機器を迅速に届ける
2. 日本発のシーズによるイノベーションの進展，実用化につなげる
3. 市販後の医薬品・医療機器の組み合わせにより，最適な治療法等を見出すためのエビデンスの構築を進める

日本の医療水準の向上

日本発のイノベーションを世界に発信

出典：文部科学省・厚生労働省（2012）

図6 臨床研究・治験活性化5か年計画2012の目標

て重要であることから，これらの推進に向けても体制整備を一層進めることが必要であることも提言されている。

3）臨床研究・治験活性化5カ年計画2012

「新たな治験活性化5カ年計画」の実施状況（表4）や中間見直し報告を踏まえ，2011（平成23）年8月に「臨床研究・治験の活性化に関する検討会」が設置され，今後の臨床研究・治験活性化の方向性とそれらを踏まえた具体的な施策等を検討の結果，2012（平成24）年3月30日に文部科学省・厚生労働省より「臨床研究・治験活性化5か年計画2012」が公表された。図6に「臨床研究・治験活性化5か年計画2012」の目標を，表5に概要を示す。

「臨床研究・治験活性化5か年計画2012」がこれまでの治験活性化計画と大きく異なる点は，そのタイトルからも判るよう

表5 臨床研究・治験活性化5か年計画 2012

1. 9年間の活性化計画を踏まえた更なる飛躍と自立
   (1) 症例集積性の向上
   (2) 治験手続の効率化
   (3) 医師等の人材育成及び確保
   (4) 国民・患者への普及啓発
   (5) コストの適正化
   (6) ＩＴ技術の更なる活用等
2. 日本発の革新的な医薬品，医療機器等創出に向けた取組（イノベーション）
   (1) 臨床研究・治験の実施体制の整備
   ① それぞれの拠点等の位置づけの明確化と質の高い臨床研究等の推進
   ② 必要な人材の育成
   (2) 臨床研究等における倫理性及び質の向上
   ①「臨床研究に関する倫理指針」の改正（平成 25 年目途）における検討
   ② 質の高い臨床研究の実施促進と被験者保護の在り方
   ③ 治験審査委員会の治験の高度化への対応等
   (3) 開発が進みにくい分野への取組の強化等
   ① 小児疾患，希少・難治性疾患等への取組
   ② 医療機器・先端医療への取組
   ③ 資金提供等
   ④ 制 度等
   (4) 大規模災害が発生した際の迅速な対応
   ① 被験者の安全確保等
   ② データの信頼性確保等

に，治験，特に企業治験の推進から，医師主導治験を含む研究者主導の臨床研究の促進とその基盤整備に大きくシフトした点にある。実際は両者の推進に必要な基盤は共通したものが多く，それまでの治験活性化計画との連続性においては保たれている。一

方，臨床研究・治験が，新規の医薬品・医療機器，再生医療，遺伝子治療等の研究開発に不可欠のものであり，それらの有効性・安全性に関する情報の多くは臨床研究・治験の結果によってもたらされること，わが国の国民に最先端の医薬品，医療機器等を届けるためには一層の臨床研究・治験の活性化が必要であるという認識，あるいは，今後の臨床研究・治験の実施体制や環境の整備により，日本発のシーズによるイノベーションの進展，実用化の促進が求められているという認識が，このような方向性の変化をもたらしたと考えられる。また，文部科学省が進めてきた橋渡し研究事業により育成されたシーズで臨床試験の段階に達するものが増えてきたことも関係していると考えられる。

「臨床研究・治験活性化5か年計画2012」の結果の概要を表6に示す。この5年間に明らかに多くの進展がもたらされた。また，革新的医薬品等の開発，治験・臨床研究を担う拠点として，2011（平成23）年度より「早期・探索的臨床試験拠点」5カ所（国立がん研究センター東病院（医薬品／がん分野），大阪大学医学部附属病院（医薬品／脳・心血管分野），国立循環器病研究センター（医療機器／脳・心血管分野），東京大学医学部附属病院（医薬品／精神・神経分野），慶應義塾大学医学部（医薬品／免疫難病分野），2012（平成24）年度より「臨床研究中核病院（後に，「臨床研究品質確保体制整備病院」と変更）」10カ所（2012〔平成24〕年度：北海道大学病院，千葉大学医学部附属病院，名古屋大学医学部附属病院，京都大学医学部附属病院，九州大学病院，2013〔平成25〕年度：東北大学病院，群馬大学医学部附属病院，国立成育医療研究センター，国立病院機構名古屋医療セン

表6 「臨床研究・治験活性化5か年計画 2012」の結果の概要

1. 9年間の活性化計画を踏まえた更なる飛躍と自立
   (1) 症例集積性の向上
      ○症例集積性の向上のために，治験ネットワークの育成の観点から，
      ・「臨床研究・治験活性化協議会」を通じて，最新の治験・臨床研究に係る規制をフォローアップするとともに，臨床研究機関相互の意見交換を継続的に実施。
      ・日本医師会治験促進センターによる「治験ネットワークフォーラム」等の開催や，治験ネットワークの取組事例の紹介等，治験ネットワークを推進する活動を継続的に実施。
      ○症例集積性向上のため，クリニカル・イノベーション・ネットワーク（CIN）の開始。

   (2) 治験手続の効率化
      ○治験手続きの効率化の観点から，
      ・IRB 審査資料の統一化を進め，電磁的に資料を送付する際のシステムのバリデーション方法の簡易な方策等についてまとめ，医療機関での実施を推進。
      ・統一書式の徹底を推進
      ・共同 IRB 等の活用
      ○日本医師会治験促進センターが主催する「治験ネットワークフォーラム」，ウェブサイト等を通じて，治験ネットワークについて情報を収集し，参加を勧奨。
      ○業界自主基準による研究者発案の臨床研究における契約書締結の徹底。

   (3) 医師等の人材育成及び確保
      ○医師等の人材育成及び確保の観点から，
      ・初級者 CRC，上級者 CRC，ローカルデータマネージャー，医師，IRB 委員等を対象とした研修を予算事業で実施。
      ・各種 e-learning 資材を整備
      ・臨床研究・治験活性化協議会にて毎年実施している「治験・臨床研究基盤整備状況調査」により，臨床研究・治験に係る人材につ

総説　治験・臨床研究の歩みについて

いて雇用状況を把握。
・平成 28 年度より，「生物統計家育成事業」を開始
・AMED の研究開発事業において，先端医療開発を担う研究者・医療機関の職員を対象とする教育シラバスを作成

(4) 国民・患者への普及啓発
　〇国民・患者への普及啓発の観点から，
　・国民と患者を対象としたニーズ・意識調査の結果を踏まえた国民・患者にとって利用しやすい「ポータルサイト」を構築。
　・厚生労働省の「治験ウェブサイト」等において，臨床研究・治験について広く周知。
　・平成 28 年度事業で，患者・国民への普及啓発を実施。
　・日本医師会「治験促進センターのホームページ」において，治験について広く周知。
　・治験・臨床研究の体験を語る「臨床試験・治験の語りデータベース」を構築。
　〇平成 28 年 3 月より，日本版 CU 制度として，実施中の拡大治験及び国内で実施されている主たる治験（ピボタル試験）の情報を PMDA のホームページで公開。

(5) コストの適正化
　〇コストの適正化の観点から，
　・臨床研究・治験活性化協議会にて毎年実施している「治験・臨床研究基盤整備状況調査」の項目の見直しを行い，コストにかかる実態について調査を実施。
　〇平成 28 年 4 月の診療報酬改定により，医師主導治験における治験薬と同様の効能又は効果を有する医薬品について保険外併用療養費の適用拡大を実施。
　〇国立病院機構における治験受託に係るポイントルールの改定

(6) IT 技術の更なる活用等
　〇 IT 技術の更なる活用等の観点から，
　・臨床研究・治験の IT 化推進のための実施プラン策定に関する研究班（主任研究員松村泰志）にて報告書を作成。

・製薬企業における「治験関連文書の電子化」。

2. 日本発の革新的な医薬品,医療機器等創出に向けた取組(イノベーション)

(1) 臨床研究・治験の実施体制の整備
　○ 質の高い臨床研究等を実施する拠点の整備の実施
　・平成 26 年度より,厚生労働省における早期・探索的臨床試験拠点整備事業等と,文部科学省における橋渡しネットワーク事業を一元的に運用。
　・予算事業により,平成 23 年度より「早期・探索的臨床試験拠点」及び平成 24 年度より「臨床研究品質確保体制整備病院」を選定し,革新的医薬品等の開発,治験・臨床研究の担う拠点を整備。
　・平成 27 年 4 月より,臨床研究中核病院を医療法上に位置づけ。平成 29 年 10 月現在,11 病院が承認されている。
　○臨床研究の企画立案ができる臨床医の育成と配置の観点から,平成 28 年度より,予算事業にて医師研修を実施。

(2) 臨床研究等における倫理性及び質の向上
　○臨床研究等における倫理性及び質の向上。
　・平成 27 年 4 月,倫理指針及び疫学指針を統合し,新たに「人を対象とする医学系研究に関する倫理指針」を策定。
　・予算事業にて,IRB 委員等を対象とした研修や IRB の認定事業を実施。
　○臨床研究法において,特定臨床研究を実施する者に対して,実施計画による実施の適否等について,認定臨床研究審査委員会の意見を聴いた上で,厚生労働大臣に提出することを義務付け。

(3) 開発が進みにくい分野への取組の強化等
　○小児疾患,希少・難治性疾患,医療機器,先端医療への取組等の観点から,
　・薬機法上の希少疾病用医薬品・医療機器の指定対象に,平成 27 年 4 月より新たに指定難病を追加。
　・小児用医薬品開発のための新たな枠組みの創設。
　・平成 27 年 4 月以降は,AMED にて再生医療やがん,難病等,9

つの重点分野を中心としてプロジェクト管理を実施。
・「再生医療等の安全性の確保等に関する法律」が平成 26 年 11 月 25 日に施行。
・平成 27 年 4 月 1 月，日本医療研究開発機構（AMED）を設置し，ライフサイエンス分野の研究費の配分を一本化。

(4) 大規模災害が発生した際の迅速な対応
　○被験者の安全確保及びデータの信頼性確保等から，
・臨床研究・治験における大規模災害時の対応指針の作成に関する研究（主任研究者：武田和憲）にて対応指針を作成。
・原資料・必須条件・データバックアップのための方策として，紙媒体の資料を電子化して処理するシステム「カット・ドゥ・スクエア」を日本医師会治験促進センターにおいて作成・提供。

出典：厚生科学審議会（2017c）

ター，岡山大学病院）が選定され，基盤整備が図られた。これが医療法上に位置づけられた臨床研究中核病院の形成につながっている。

5．臨床研究中核病院

　2015（平成 27）年 4 月より「日本発の革新的医薬品・医療機器の開発などに必要となる質の高い臨床研究を推進するため，国際水準の臨床研究や医師主導治験の中心的役割を担う病院」が医療法上に「臨床研究中核病院」として位置づけられた。その目的として，質の高い臨床研究を実施する病院を厚生労働大臣が臨床研究中核病院として承認し，名称を独占することで，①臨床研究中核病院が，他の医療機関の臨床研究の実施をサポートし，ま

た，共同研究を行う場合にあっては中核となって臨床研究を実施することで，他の医療機関における臨床研究の質の向上が図られる，②臨床研究に参加を希望する患者が，質の高い臨床研究を行う病院を把握した上で当該病院へアクセスできるようになる，③患者を集約し，十分な管理体制の下で診療データの収集等を行うことで，臨床研究が集約的かつ効率的に行われるようになることにより，質の高い臨床研究を推進し，次世代のより良質な医療の提供を可能にすることがあげられている。

出口戦略を見据えた研究計画を企画・立案し，国際水準（ICH-GCP 準拠）の臨床研究を実施できること，質の高い共同臨床研究を企画・立案し，他の医療機関と共同で実施できること，他の医療機関が実施する臨床研究に対し，必要なサポートを行うことができること等の一定の基準を満たした病院について，厚生労働大臣が社会保障審議会の意見を聴いた上で，臨床研究中核病院として承認する。その承認要件を図7に示す。

臨床研究中核病院に期待される機能はいわゆる ARO（Academic Research Organization）の機能であり，臨床研究の計画作成段階から研究者の相談に乗り，研究計画書の作成を支援し，臨床研究が開始されればモニタリングや監査を担当するといった役割である。また，研究の初期段階において知財の確保へのサポートや，第 1 相試験や First in Human（FIH）試験のような高難度の臨床試験の実施の場を提供することも求められている。ARO としてはアメリカの Duke 大学の臨床試験センターやボストンの TIMI（Thrombolysis in Myocardial Infarction）Study Group が有名である。国内にもこのようなセンターを育

成するため 2012（平成 24）年度から臨床研究中核病院事業（後に，臨床研究品質確保体制整備病院事業と変更）が行われたが，その延長上に自立した組織として医療法上の臨床研究中核病院があるといえる。現在，臨床研究中核病院は 12 病院（国立がん研究センター中央病院，国立がん研究センター東病院，東北大学病院，千葉大学医学部附属病院，東京大学医学部附属病院，名古屋大学医学部附属病院，京都大学医学部附属病院，大阪大学医学部附属病院，岡山大学病院，九州大学病院，慶應義塾大学病院，北海道大学病院）が承認されている。なお，臨床研究中核病院の役割は文部科学省の進める「橋渡し研究戦略的推進プログラム」で指定された拠点機関（北海道大学（代表）／札幌医科大学（分担）／旭川医科大学（分担），東北大学，筑波大学，東京大学，慶應義塾大学，名古屋大学，京都大学，大阪大学，岡山大学，九州大学）の役割と重複する部分もあることより，現在，日本臨床研究開発機構（AMED）の行う「革新的医療技術創出拠点プロジェクト」として両省が協調してその機能強化を進めている。

6．今後の課題

質の高い診療を患者・国民に提供するためには質の高い臨床研究が必要である。しかし，臨床研究・治験の推進には，実施する医療機関等の協力はもとより，国民・被験者からの理解・協力が不可欠であることはいうまでもない。そのためには，以下の課題を解決していく必要があるとされている（厚生科学審議会，2017d）。

能力要件(四条の三第一項第一号～第四号, 第十号)			施設要件 (四条の三第一項 第五号, 六号, 八号, 九号)	人員要件 (四条の三第一項第 七号)
実施体制	実績(別紙参照)	(参考)法律上 の規定		
○不適正事案の防止等のための管理体制の整備 ・病院管理者の権限及び責任を明記した規程等の整備 ・病院管理者を補佐するための会議体の設置 ・取組状況を監査する委員会の設置 ＊上記の他, 申請時に過去の不適正事案の調査・再発防止策の策定等の義務づけ。	○自ら行う特定臨床研究の実施件数 ○論文数	Ⅰ 特定臨床研究に関する計画を立案し実施する能力	○診療科 ・10 以上 ○病床数 ・400 以上 ○技術能力について外部評価を受けた臨床検査室 ※特定機能病院の要件を参考に設定。	○臨床研究支援・管理部門に所属する人員数 ・医師・歯科医師 　　　　　　　5 人 ・薬剤師　　　10 人 ・看護師　　　15 人 ・臨床研究コーディネーター 　　　　　　　12 人 ・データマネージャー　　　3 人 ・生物統計家 2 人 ・薬事承認審査機関経験者　1 人 ※平成 23 年度に選定された 5 拠点の整備状況を参考に設定。
	○主導する多施設共同の特定臨床研究の実施件数	Ⅱ 他の医療機関と共同して特定臨床研究を行う場合に主導的な役割を果たす能力		
○以下の体制について担当部門・責任者の設置, 手順書の整備等を規定 ・臨床研究支援体制 ・データ管理体制 ・安全管理体制 ・倫理審査体制 ・利益相反管理体制 ・知的財産管理・技術移転体制 ・国民への普及・啓発及び研究対象者への相談体制	○他の医療機関が行う特定臨床研究に対する支援件数	Ⅲ 他の医療機関が行う特定臨床研究の扶助を行う能力		
	○特定臨床研究を行う者等への研修会の開催件数	Ⅳ 特定臨床研究に関する研修を行う能力		

特定臨床研究の新規実施件数(過去 3 年間)		特定臨床研究に関する論文数 (過去 3 年間) (括弧内は特定疾病鋼墻の場合)
①自ら実施した件数 (括弧内は特定残鋼鑑墳の場合)	②多施設共同研究を主導した件数 (括弧内は特定疾網鑑筆の場合)	
医師主導治験が 4 件(2 件) 又は 臨床研究＊が 80 件(40 件) (ただし医師主導治験を 1 件以上実施) ・医薬品・医療機器等を用い, 介入・侵襲を伴うものに限る。	医師主導治験が 2 件(1 件) 又は 臨床研究＊が 30 件(15 件) ・医薬品・医療機器等を用い, 介入・侵襲を伴うものに限る。	45 件 (22 件)

図7　臨床研究中核病院の承認要件

①臨床研究に係る法制的な整備

臨床研究法が施行され，法の適用を受ける特定臨床研究以外の臨床研究にも法の遵守への努力義務があることから，臨床研究法とその関連する法令の整備により臨床研究を適切に推進させることが必要であり，また，可能となっている。そのためには，被験者の保護と質の高い臨床研究の実施のための実施基準の整備や，適切な臨床研究を評価・指導する認定臨床研究審査委員会の整備が重要であろう。

②臨床研究・治験の実施体制の整備

臨床研究中核病院における機能を整備すると共に，臨床研究の適切な推進を実現する必要がある。臨床研究法の施行に伴い，臨床研究中核病院の認定基準が改定される予定である。また，臨床研究中核病院による他の臨床研究実施機関の支援・公益機能の強化と拡大が必要である。この中には，ベンチャーの設立や先進医療に関する相談業務，リアルワールドデータを活用したエビデンス創出のための医療情報データの標準化や品質管理などが含まれる。また，アメリカにおける Precision Medicine がオバマ大統領の最後の業績と呼ばれる Precision Medicine Initiative により急速に進展していることも視野に入れておく必要がある。

③国民・患者への普及啓発

臨床研究の推進には国民・患者の理解と協力が必須である。病歴データの提供によりリアルワールドデータによる効率的な医薬品等の開発も可能となりつつある。このような形での国民・患者の参画についての理解も求めていく必要がある。

これまでは5年ごとに臨床研究・治験に関する活性化計画を建て，それに沿って進めてきたが，昨今の変化が激しい状況においては，5年先を見通すことは困難であり，時期にかなった活性化策を施していく必要がある。「臨床研究・治験活性化5か年計画2012」は2016（平成28）年度で終了したが，それに続く活性化計画は立てられていない。今後は，厚生科学審議会臨床研究部会の場で議論を進めていく方針とされている。

参考資料

厚生科学審議会(2017a)「第1回臨床研究部会(平成29年8月2日)資料4」
厚生科学審議会（2017b）「第4回臨床研究部会（平成29年10月26日）参考資料1」
厚生科学審議会（2017c）「第4回臨床研究部会（平成29年10月26日）資料1」
厚生科学審議会（2017d）「第4回臨床研究部会（平成29年10月26日）資料2」
文部科学省・厚生労働省（2012）「臨床研究・治験活性化5か年計画2012（平成24年3月30日）」
文部科学省・厚生労働省（2007）「新たな治験活性化5カ年計画（平成19年3月30日）」

2

難病法の制定と現在の
難病対策について

川野　宇宏

厚生労働省健康局難病対策課長

1．はじめに

　難病患者に対する支援については，スモンへの対応以降難病法の制定まで予算事業により行われていた。この事業の内容は，研究を推進するとともに，難病患者の医療費負担の軽減を図るものが主であった。その後，社会情勢等の変化に応じて，検討や修正が加えられ，2015（平成 27）年に難病の患者に対する医療等に関する法律（平成 26 年法律第 50 号。以下「難病法」という）が施行されるに至っており，難病患者に対する医療等の総合的な推進が図られている。

　本稿においては，これまでの難病対策の変遷を確認し，現行の難病法等による制度がどのようなものか説明するとともに，難病対策の今後の展望にも触れておきたい。

２．難病法制定前における難病対策

1）難病対策の変遷

　スモンへの対応にはじまる国の難病対策は，1972（昭和 47）年に「特定疾患研究費補助金」として５億３千万円の予算が認められて以降，同年 10 月にまとめられた「難病対策要綱」に基づき，研究の推進や患者への支援が行われてきた。1973（昭和 48）年度には，難病対策が予算の重点施策の一つとして掲げられ，大幅な予算の増額が認められた。特定疾患調査研究費補助金については，特定疾患調査研究における対象疾病が８疾患から 20 疾患，特定疾患治療研究における対象疾病が４疾患から６疾患とそれぞれ対象疾患の増加が認められた。また，1973（昭和 48）年４月には「特定疾患治療研究事業要綱」が定められ，これまで月１万円の協力謝金を支給することとしていた事業内容を改善し，医療保険による自己負担分を補助することとなった。

　難病対策要綱の策定後も，難病患者等が置かれた状況やニーズの変化を踏まえ，数度の検討が加えられ，難病対策の見直しや充実が図られてきた。特定疾患治療研究事業については，医療費助成の対象疾病の拡大や対象者の増加に伴い，予算を十分に確保することが困難となっていること等を背景として，制度の適正化及び安定化を図るため，2003（平成 15）年 10 月から所得と治療状況に応じた一部自己負担制度等が導入された。2009（平成 21）年５月からは医療保険の高額療養費制度を見直し，本事業の対象疾患について，医療保険が負担することとなる高額療養費の限度額を一律の区分としていた仕組みから医療保険の所得区分

難病法の制定と現在の難病対策について

に応じたものとすることとした。また，2009（平成21）年10月から，特定疾患治療研究事業については，2009（平成21）年度第1次補正予算において追加することとされた11疾患を含めた56疾患が医療費助成の対象とされた。

このほかにも，2003（平成15）年度に，難病相談支援センター事業が創設され，難病患者の様々なニーズに対応するため，地域の各支援機関と連携して支援を行うことができるようになった。また，難治性疾患克服研究事業（特定疾患調査研究が数度の再編を経て改称されたもの）については，2009（平成21）年度から，難治性疾患に関する調査・研究を推進するため，臨床調査研究分野の対象疾患を123疾患から130疾患に拡大し，また研究費を約100億円確保するなど，当該研究事業の充実を図ってきた。

さらに，2013（平成25）年4月からは，障害者の日常生活及び社会生活を総合的に支援するための法律（平成17年法律123号。以下「障害者総合支援法」という）において，同法第4条第1項に規定する「障害者」の定義に「治療方法が確立していない疾病その他の特殊の疾病であって政令で定めるものによる障害の程度が厚生労働大臣が定める程度である者であって18歳以上であるもの」として新たに難病等が位置付けられることとなり，障害者手帳を取得していない場合であっても，障害福祉サービス等の対象となっている。

2）難病対策の課題

以上のように，「難病対策要綱」策定以降，難病患者等が置かれた状況やニーズの変化を踏まえ，難病対策の改善が図られてき

た。しかし，社会の状況や難病患者等のニーズが変化する中で，課題はいまだ残っていた。2011（平成23）年9月に開催された厚生科学審議会疾病対策部会（以下「疾病対策部会」という）においては，難病対策において以下のような課題が指摘され（抜粋，厚生科学審議会疾病対策部会〔2011〕），疾病対策部会から厚生科学審議会疾病対策部会難病対策委員会（以下「難病対策委員会」という）に対して具体的・専門的検討を行うよう指示が出された。

・難病医療費助成制度については，毎年経費が増加しており，都道府県の超過負担が問題となっていることから，制度の安定化を図る観点から見直しを検討するべきではないか。

・対象疾患の範囲については，必ずしも希少性の高い疾患だけが選定されているわけではなく，対象疾患の入れ替えもない。難病対策の4要件に照らし，再度精査する必要があるのではないか。

・難病についての地域での医療・福祉・介護の支援体制について検討する必要があるのではないか。

3．難病法制定に向けた議論

1）難病対策の改革について

　疾病対策部会からの指示を受け，難病対策委員会は，2011（平成23）年9月から，難病対策の具体的・専門的な検討を開始し，同年12月に，今後の難病対策の見直しの方針として「今後の難病対策の検討に当たって（中間的な整理）」がとりまとめられた。

このとりまとめを踏まえ，2012（平成24）年1月から同委員会において更に具体的な検討が開始され，同年8月に「今後の難病対策の在り方（中間報告）」がとりまとめられた。

また，この間，2012（平成24）年2月に「社会保障・税一体改革大綱」が閣議決定された。同大綱においては，難病患者の支援のため，法制化も視野に入れた仕組みの構築を目指すとの文言が盛り込まれた。さらに，社会保障・税一体改革の議論と歩調を合わせる形で，難病対策委員会においては，引き続き難病対策の具体的・専門的な検討が行われた。

2013（平成25）年1月には，「難病対策の改革について（提言）」をとりまとめ，難病対策の方向性が示されるとともに，法制化の検討を行うことが打ち出された。

2）財源の議論

難病対策の議論における最大の課題は，公平かつ安定的な医療費助成制度を確立するために必要となる財源の確保であった。前述の疾病対策部会の議論にもあるように，医療費助成については毎年経費が増加していたが，国は，医療費助成のために十分な額の予算を確保することができず，都道府県に超過負担を強いていた。また，財政的な問題から，対象疾病の拡大が事実上困難となっており，異なる疾病にかかっている患者間の不公平感も問題となっていた。

この課題の解決に向け，2013（平成25）年1月，総務大臣，財務大臣，厚生労働大臣により，「平成25年度における年少扶養控除等の見直しによる地方財政の追加増収分等の取扱い等に

ついて」には，「特定疾患治療研究事業については，2014（平成26）年度予算において超過負担の解消を実現すべく，法制化その他必要な措置について調整を進めること」と合意された。

　難病対策を含む社会保障・税一体改革のための財源については，社会保障の安定財源の確保等を図る税制の抜本的な改革を行うための消費税法の一部を改正する等の法律（平成24年法律第68号）において，経済状況を好転させることを条件として消費税率を引き上げ，この消費税の増収分を社会保障の充実・安定化のための財源として充当することとされていた。しかし，その使途については，社会保障制度改革国民会議における議論を待つ必要があった。同会議が2013（平成25）年8月にとりまとめた社会保障制度改革国民会議報告書においては，「難病で苦しんでいる人々が将来に『希望』を持って生きられるよう，難病対策の改革に総合的かつ一体的に取り組む必要があり，医療費助成については，消費税増収分を活用して，将来にわたって持続可能で公平かつ安定的な社会保障給付の制度として位置づけ，対象疾患の拡大や都道府県の超過負担の解消を図るべきである」と記載された。

　これを踏まえ，持続可能な社会保障制度の確立を図るための改革の推進に関する法律（平成25年法律第112号。以下「プログラム法」という）において，難病対策については，「難病等に係る医療費助成の新制度の確立に当たっては，必要な措置を2014（平成26）年度を目途に講ずるものとし，このために必要な法律案を2014（平成26）年に開会される国会の常会に提出することを目指す」と規定されることとなり，2013（平成25）年12

月に同法は成立した。これを踏まえ，予算編成過程における調整を経て，消費税財源の一部を難病等に係る新たな医療費助成の制度を確立するために必要な財源とすることが決定され，財源を確保することができた。

3）法制化に向けた取組

プログラム法に規定された新制度の確立に必要な法律案（難病法案）については，プログラム法に規定されているとおり，2014（平成26）年通常国会における成立を目指し，難病対策委員会において法制化に向けた具体的な議論が開始され，患者会や地方公共団体との協議も重ねられた。同時に，与党においても難病対策の在り方について議論が進められ，2013（平成25）年12月9日に公明党が「難病対策の改革に関する提言」を，同年12月10日には自民党が「難病対策及び小児慢性特定疾患対策に関する決議」を取りまとめている。これらの議論も踏まえ，同年12月，難病対策委員会において，「難病対策の改革に向けた取組について（報告書）」が取りまとめられた。

この報告書においては，「難病患者に対する良質かつ適切な医療の確保と難病患者の療養生活の質の向上を目的として官民が協力して取り組むべき改革の内容」がまとめられている。難病対策の基本理念として，「難病の治療研究を進め，疾患の克服を目指すとともに，難病患者の社会参加を支援し，難病にかかっても地域で尊厳を持って生きられる共生社会の実現を目指すこと」が掲げられ，具体的な取組の柱として，①効果的な治療方法の開発と医療の質の向上，②公平・安定的な医療費助成の仕組みの構築，

③国民の理解の促進と社会参加のための施策の充実の3つの項目から構成されている。

　同報告書においては，「国においては，1月の提言（引用者注：「難病対策の改革について（提言）」を指す）及び本報告の内容に沿って，難病対策の法制化を進め，難病の克服と共生社会の実現に向けて，なお一層取組を期待する」と記載されている。

4. 難病法による新たな難病対策

　以上の議論の結果をもとに，「難病の患者に対する医療等に関する法律案」が第186回国会（常会）に提出され，同法案は国会での審議を経て，2014（平成26）年5月23日に成立し，2015（平成27）年1月1日から施行された。難病法や難病法第4条に基づき定められた難病の患者に対する医療等の総合的な推進を図るための基本的な方針（平成27年厚生労働省告示第375号。以下「難病基本方針」という），その他これまでの議論を踏まえて改善された事業等について，以下において概観していくこととする。

1）効果的な治療方法の開発と医療の質の向上
（1）調査及び研究の推進
　難病法において，「難病」は，「発病の機構が明らかでなく，かつ，治療方法が確立していない希少な疾病であって，当該疾病にかかることにより，長期にわたり療養を必要とすることとなるもの」と定義されている（難病法第1条参照）。このような難病へ

の対策の目的はその「難病の克服」（難病法第2条）であり，そのためには，かつてのスモンのように，その病気の発病の機構や病態を解明し，効果的な治療方法を確立することが必要である。

国としては，治療方法の確立等のため，2014（平成26）年に，難治性疾患克服研究事業を再編し，「難治性疾患政策研究事業」及び「難治性疾患実用化研究事業」の二つに分け，相互に連携しつつ研究を進めている。難治性疾患政策研究事業においては，診断基準の作成や診療ガイドラインの作成を目指し，疫学調査などを行っている。また，難治性疾患実用化研究事業においては，医薬品等の実用化につながる病因・病態の解明を行うとともに，新たな医薬品，医療機器の開発等，医療技術の実用化を目指した臨床研究や治験を実施している。

これらの研究においては，新規薬剤の薬事承認や，未診断又は希少疾患に対する新規原因遺伝子の発見等，着実な成果が見られている。このような研究の推進を通して，難病患者が受ける医療の質の向上を図っている。

(2) 難病データベースの構築

また，難病は，その定義にあるように，希少な疾病であることから，症例が少なく，研究に利用するデータを効率的に収集することが困難なことが多い。そのため，国が難病患者データベースを構築し，難病法に基づく特定医療費の支給認定の申請を行った患者のデータを蓄積し，研究者に提供するという事業を実施することとなっている。このデータベースは，指定難病の診断書である「臨床調査個人票」に記載された情報を全例登録することか

ら，高い悉皆性を特色としている。このデータベースのデータを活用することにより，更なる研究の推進及び医療の質の向上が期待されている。

(3) 難病の医療提供体制の構築

　難病については，その希少性のために，専門医ではない地域のかかりつけ医では，受診した難病患者が何の病気にかかっているのか分からず，難病患者は診断が確定するまで，いくつもの病院を転々とすることも多い。難病患者の中には，確定診断までに何年もかかったという者もいる。そのため，難病の医療提供体制については，早期に正しい診断が付けられるよう医療機関間の連携体制の構築等に取り組む必要がある。この点について，難病基本方針においては，国は，難病の医療提供体制についてモデルケースを示すこととされている（難病基本方針第 3（2）ア参照）。

　難病基本方針のこの規定を踏まえ，国は，2017（平成 29）年4月に「都道府県における地域の実情に応じた難病の医療提供体制の構築について」という通知を発出した。この詳細については，5．今後の展望において述べることとする。

2）公平・安定的な医療費助成制度の仕組みの構築
(1) 難病法に基づく医療費助成制度構築の基本的な考え方

　治療方法の開発と医療の質の向上に加え，医療費負担の軽減についても，引き続き重要な位置を占めていると思われる。難病は，前述の希少な疾病であることに加え，「治療方法が確立していない疾病であって，当該疾病にかかることにより，長期にわた

り療養を必要とすることとなるもの」である。そのため，難病患者の家庭は，多大な医療費を負担する必要があり，生涯にわたり不安を抱えたまま暮らしていくこととなる。このような不安を少しでも解消するため，難病法に基づく医療費助成制度は，「治療方法の開発等に資するため，難病患者データの収集を効率的に行い，治療研究を推進するという目的に加え」，「効果的な治療方法が確立されるまでの間，長期の療養による医療費の経済的な負担が大きい患者を支援するという福祉的な目的」を併せ持つ，広く国民の理解を得られる公平かつ安定的な仕組みとして構築された。

(2) 難病法に基づく医療費助成の主な仕組み

　難病法に基づく医療費助成は，難病患者又は保護者からの申請を受け，都道府県が，当該申請者に対して，医療費助成を支給するか否かを認定することにより行われる。難病の治療に係る医療費の支給認定に当たり，必要となる要件については，対象疾病，対象患者について規定されている。支給認定を受けた場合には，申請日に遡って医療費を受給することが可能である。さらに，医療保険を優先的に適用したうえで，患者の自己負担分を3割から2割に減額し，また所得に応じて負担上限額を設けている。

　医療費助成の対象疾病は，難病であることに加えて，当該難病の患者数が人口のおおむね 0.1％程度に相当する数に達しないこと及び診断に関し客観的な指標による一定の基準が定まっていることの要件を満たす疾病であって，患者の置かれた状況から見て患者に対する良質かつ適切な医療の確保を行う必要性が高い疾病

として厚生労働大臣が厚生科学審議会の意見を聴いて定めるもの（以下「指定難病」という）とされた。指定難病については，告示において順次追加をしており，2018（平成30）年4月時点では331疾病が対象となっている。なお，これまでの予算事業で対象になっていた疾病であって，指定難病から外れた疾病にかかっている患者については，引き続き予算事業による支援が行われている。

　また，医療費助成の対象患者の認定においては，その要件として，「その病状の程度が厚生労働大臣が厚生科学審議会の意見を聴いて定める程度であるとき」及び「その治療状況その他の事情を勘案して政令で定める基準に該当するとき」という条件が付された。前者については，難病患者への医療費助成について広く国民に理解を得る観点から，症状の程度が一定の重症度以上の患者を対象とし，医療費が比較的少ないと考えられる軽症の患者はその対象から除かれている。一方，後者は，軽症であっても医療費が高額となってしまう場合を指しており，具体的には，1ヵ月の医療費が33,330円を超える月数が申請日以前の12ヵ月以内に3ヵ月以上あるものと定められており，軽症の患者であっても高額な医療費がかかる患者家庭については，その状況を考慮して，医療費負担の軽減が図られている。

3）国民の理解の促進と社会参加の為の施策の充実

　上記以外にも，難病法においては医療以外の福祉等の患者支援のための事業を規定し，また引き続き予算事業により実施している。

難病法の制定と現在の難病対策について　2

　難病は多様であることから，症状にも様々なものがあり，また変動があるなど，一般的には理解されにくいものである。また，難病患者の中には，いわれのない差別を受けてしまう者もいる。こうしたことから，難病については，難病に対する社会の理解も深めつつ，難病患者の方々が，長期にわたり療養生活を送りながら，尊厳をもって安心して暮らせるよう，総合的な対策を進めることが重要である。難病法においては，第2条において，基本理念として，「難病の患者に対する医療等は，難病患者がその社会参加の機会が確保されること及び地域社会において尊厳を保持しつつ他の人々と共生することを妨げられないことを旨として…行われなければならない」と規定されている。また，難病法第3条第1項においては，国及び地方公共団体の責務として，「難病に関する情報の… 提供並びに教育活動，広報活動等を通じた難病に関する正しい知識の普及を図るよう，相互に連携を図りつつ，必要な施策を講ずるよう努めなければならない」と規定されている。

　これらの規定を踏まえ，難病法に基づき様々な事業を実施している。難病患者の社会参加のための施策としては，従前予算事業として取り組んでいた療養生活環境整備事業について難病法に規定し（難病法第28条第1項各号），更なる推進に努めている。具体的には，難病相談支援センター事業について，「地域において，…きめ細やかな相談や支援を行うため，難病相談・支援センターにおける取組の充実・強化」を図るなど，支援の充実等に努めている。

　また，難病に関する普及啓発については，「難病情報センター

において，難病患者やその家族その他難病患者と関わる者や広く
国民一般にとって有用な情報を充実させ」，また「全国又は地域
において，患者団体や自治体等が広く一般国民を対象として実施
する難病に関する普及啓発の取組を支援する」こととしている。
　さらに，「保健所を中心とした「難病対策地域協議会」を設置
するなどして，相談，福祉，就労，医療など，地域における難病
患者への適切な支援」を図っている。

5．今後の難病対策の展望

1）難病の医療提供体制の構築
（1）経緯
　前述（p. 46（3）難病の医療提供体制の構築）のとおり，難
病の医療提供体制は基本方針に記載すべき事項として掲げられて
おり（難病法第4条第1項第2号参照），難病基本方針において
は，国は，難病の医療提供体制についてモデルケースを示すこと
とされている（難病基本方針第3(2)ア参照）。また，国により示
されたモデルケースを踏まえて，都道府県は，難病の医療提供体
制の確保に向けて必要な事項を医療計画に盛り込むなどの措置を
講じるとともに，これらの実施等を通じて，難病の医療提供体制
の構築に努めることとされている（難病基本方針第3（2）イ参
照）。さらに，医療機関についても，地方公共団体や他の医療機
関とともに，難病の診断及び治療に係る医療提供体制の構築に協
力することとされている。上記のほかにも，全国規模の支援ネッ
トワークの構築や小児期から成人期へ移行する際の医療支援体制

の整備，遺伝子診断等の体制づくりについて，難病基本方針において規定されている。

　難病基本方針において国が示すこととされている難病の医療提供体制のモデルケースについては，2016（平成28）年7月から9月まで難病対策委員会において審議を行い，また，同年9月には，公明党難病対策推進本部・厚生労働部会合同会議においても審議された。審議の結果を踏まえ，同年10月に難病対策委員会の意見として，「難病の医療提供体制の在り方について（報告書）」がとりまとめられた。そして，この報告書を踏まえ，厚生労働省は，「都道府県における地域の実情に応じた難病の医療提供体制の構築について」（平成29年4月14日付け厚生労働省健康局難病対策課長通知）において，別紙「難病の医療提供体制の構築に係る手引き」（以下「手引き」という）を都道府県に示した。

（2）難病の医療提供体制の構築に係る基本的な考え方

　手引きにおいては，難病医療の課題として，以下の4項目が挙げられている。また，それに対応する形で，難病医療の目指すべき方向性が示されている。

【難病医療の課題】

① 難病の多様性・希少性のため，早期に正しい診断がつけられるのかが分かりづらいこと

② 難病患者が適切な治療を受けながら日常生活や学業・職業生活を送ることが容易ではない状況となっていること

③ 確定診断を受けるうえで，遺伝子関連検査を実施することが増えているが，その説明体制等が必ずしも十分ではないこと

④成人期を迎える小児慢性特定疾病児童等が多くなってきているが，小児期及び成人期それぞれの診療体制の医療従事者間の連携が円滑に進まず，必ずしも適切な医療を提供できていないこと

【目指すべき方向性】

①難病について，早期に正しい診断ができる医療提供体制とするためには，難病が疑われながらも診断がついていない患者が受診できる各都道府県の拠点となる医療機関を整備する必要があること。また，特に，極めてまれな難病については，各都道府県の拠点となる医療機関が，全国的に連携するとともに，各学会，研究班等の協力のもと早期の診断に取り組んでいく体制が必要であること

②適切な疾病の管理を継続すれば，日常生活や学業・職業生活が可能である難病について，治療が身近な医療機関で継続されるために，身近な医療機関と難病の専門医療機関との連携や，診療ガイドラインの普及，関係者への難病についての教育や研修の実施が必要であること。また，かかりつけ医や学業・終了と治療の両立支援の関係機関が，難病患者の希望や治療状況，疾病の特性等を踏まえた支援に取り組むことにより，難病患者が難病であることを安心して開示し，学業・就労と治療を両立できる環境を整備する必要があること

③遺伝子関連検査においては，一定の質が担保された検査の実施体制の整備と，検査の意義や目的の説明とともに，検査結果が本人及び血縁者に与える影響等について十分に説明し，患者が理解して自己決定できるためのカウンセリング体制の充実強化

が必要であること

④小児慢性特定疾病児童等に対して，成人後も必要な医療等を切れ目なく提供するため，難病の医療提供体制の中で小児期及び成人期をそれぞれ担当する医療従事者間の連携体制を充実させる必要がある。また，成人後も引き続き小児医療に従事する者が診療を担当することが適切な場合は，必要に応じて主に成人医療に従事する者と連携しつつ，必要な医療等を提供する必要があること

（3）基本的な考え方を踏まえた対応

　これらの基本的な考え方を踏まえ，各都道府県において，原則1箇所を「都道府県難病診療連携拠点病院」として指定すること，地域の実情に応じて専門領域の診断や治療を提供する「難病診療分野別拠点病院」を指定すること，身近な医療機関で医療の提供と支援を行う「難病医療協力病院」を指定すること，さらには各医療機関の役割と求められる具体的な事項等について記載している。この手引きを踏まえ，都道府県において，難病の医療提供体制の構築を2017（平成29）年度中に検討し，2018（平成30）年度からの医療計画に盛り込む等の措置を講ずることとなっている。都道府県における医療提供体制の構築に際しては，国も，難病医療提供体制整備事業による事業費の補助や，都道府県において対応困難な難病医療に対して全国規模の難病医療支援ネットワークの体制整備等を通じて支援に努めていく考えである。この手引きを踏まえた難病の医療提供体制が各都道府県において構築されることにより，早期診断，早期治療につながること

を期待している。

　また，小児期から成人期への移行に当たっての医療支援については，上記手引きとは別に移行期医療に関するガイドを作成することとなっており（小児慢性特定疾病その他の疾病にかかっていることにより長期にわたり療養を必要とする児童等の健全な育成に係る施策の推進を図るための基本的な方針〔平成27年厚生労働省告示第431号。第三，五参照〕），そのための検討が難病対策委員会及び社会保障審議会児童部会小児慢性特定疾患児への支援の在り方に関する専門委員会においてなされ，2017（平成29）年10月に移行期医療に関する都道府県向けガイドが作成されたところである。なお，医療従事者向けガイド（コアガイド及び疾患別ガイド）も順次作成されていく予定である。作成されたガイド等が適切に活用されることにより移行期における適切な患者への支援が促進されるよう努めていきたい。

2）就労・両立支援，福祉サービス等の体制整備

　最近の難病患者の支援については，一億総活躍プランにおいて難病患者等の活躍支援について記載され，また，働き方改革実行計画において病気の治療と仕事の両立について記載されており，その重要性が認識されている。しかし，これらの動き以前にも，国は，難病患者の就労支援等について取り組んできた。

　就労支援については，難病患者就職サポーターをハローワークに配置し，難病相談支援センターと連携しながら，難病患者の新規就労の支援や雇用継続等の総合的な就労支援を行っている。また，難病患者の雇用を促進し職業生活上の課題を把握するため，

難病患者を雇い入れ，雇用管理に関する事項を把握・報告する事業主に対して助成を行う事業（発達障害者・難治性疾患患者雇用開発助成金）を行ってきた。

　また，両立支援については，産業保健総合支援センターを中心に支援が行われてきている。2016（平成28）年2月には，「事業場における治療と職業生活の両立支援のためのガイドライン」が作成され，治療が必要な疾病を抱える労働者が，業務によって疾病を増悪させることがないよう，治療と職業生活の両立のために必要となる就業上の措置や治療に対する配慮が適切に行われるようにするため，両立支援を行うための環境整備，個別の両立支援の進め方など，具体的な取組方法をまとめたものが公表された。

　さらに，2013（平成25）年から難病患者も障害者に含まれることとなったことから，障害者総合支援法による障害福祉サービスを受けられるようになった難病患者もいる。

　これらの施策は，実際に難病患者の新規就労を生み出す等していることから，難病患者の就労・雇用継続に一定の効果を挙げていると思われる。しかし，先日ある都道府県の状況を視察しに行った際に，最も多い質問は難病患者の就労・両立支援に関するものであった。現状の施策では，難病患者のニーズを十分に満たしているとは言えない点があるという現状がある。

　一億総活躍や働き方改革の取組においては，必ずしも難病ないし難病患者に特化した内容ではないが，その施策の充実が図られている。直近の働き方改革実行計画においては，「病気を治療しながら仕事をしている方は，労働人口の3人に1人と多数を占め

る」「自分の仕事に期待してくれる人々がいることは，職場に自分の存在意義を確認できる，いわば居場所があると感じさせ，病と闘う励みにもなる」「病を患った方々が，生きがいを感じながら働ける社会を目指す」と記載された。具体的な取組については，治療と仕事の両立に向けて，主治医，会社・産業医と，患者に寄り添う両立支援コーディネーターのトライアングル型のサポート体制を構築することとされた。その中で，両立支援コーディネーターは，主治医と会社の連携の中核となり，患者に寄り添いながら継続的に相談支援を行いつつ，個々の患者ごとの治療・仕事の両立に向けたプランの作成支援などを担うこととされた。この治療・仕事の両立に向けたプランについては，2017（平成29）年度中に作成し，2018（平成30）年度から作成されたプランを用いてモデル的に支援を実施していくこととしている。

今後も，これらの記載も踏まえ，更なる難病患者の支援に向けた取組を進めていきたい。

6. おわりに

本稿においては，難病法の内容及び制定後の施策を中心に，難病対策のはじまりから現行制度・施策までを概観してきた。難病対策については，難病法の制定等により着実に改善されたと思われる。しかし，現在の施策で十分ではないことも既に述べてきたとおりである。難病法附則第2条においては，検討に関する規定が置かれ，「難病法の施行後5年以内を目途として，この法律の規定について，その施行の状況等を勘案しつつ，…検討を加え，

必要があると認めるときは，その結果に基づいて必要な措置を講ずるものとする」とされている。まだ5年以内には期間があるものの，現在行われている施策を着実に進める一方で，その延長線上に見直しがあることを見据え，難病対策に取り組んでまいりたい。

参考資料

厚生科学審議会疾病対策部会（2011）「第14回難病対策委員会（平成23年9月27日）資料1」

3

患者会の活動と難病法
（難病の患者に対する医療等に関する法律）の
成立への関わり
—患者会の視点から—

伊藤たてお
一般社団法人日本難病・疾病団体協議会理事会参与

1．はじめに

　患者会の活動の視点から，難病法（難病の患者に対する医療等に関する法律）の成立とそのプロセスにどのように関わってきたか，その概略と歴史を振り返り，さらに今後の難病対策への患者会の果たすべき役割と，難病の見直しに向けてのいくつかの課題についての提起とする。

　患者会の活動が全国的に大きく広がっていく過程と，難病対策が広がっていき，やがて難病法へとつながっていく歴史は全く軌を一にしている。しかし，そのことが患者会が今後も同じく難病対策の歴史を歩むことを意味するのかどうかも含め検討しなければならない。

　患者会とは「患者会とは何か〜患者会の三つの役割」（後述）（伊藤，1981）に沿った活動をする患者とその家族による団体を指す。

２．「がんばれ難病患者　日本一周激励マラソン」から全国の患者会と地域や全国組織の連合した団体の統一組織「日本難病・疾病団体協議会（Japan Patients Association；JPA）」の結成と新しい難病対策への模索の時代

１）難病対策と日本の患者会の状況

　1972 年に厚生省（当時）による「難病対策要綱」の実施に至る国会の論議や様々に報道がなされる中で，いわゆる「難病」の患者会や支援団体が次々と誕生した。

　その中で「全国難病団体連絡協議会（全難連）」が結成され世論をリードしたが，地域（都道府県）でも前後して「難病連」が続々と自主的に結成され，また市町村単位あるいは保健所単位でも地域の難病患者団体が作られ，地域独自の難病対策や患者・家族への支援が全国的に広がっていき「地域難病連全国連絡会（地難連）」として交流活動を活発に開始した。

　それらの難病患者運動に刺激され，かつそれぞれの要望や政策が難病対策の陰に埋没する危機感を抱いた長期慢性疾患団体が「全国患者団体連絡協議会（全患連）」を結成した。

　その他にも，どの全国連絡組織にも入らない団体や，それらの団体の地域支部やさらに地域独自の患者会もあり，日本における患者団体の組織の全体像を示すことすら困難な状況となり，活動にも混乱をきたすほどとなった。地難連から大きく合流することがたびたび提起され，1986 年 6 月にまず地難連と全患連が合併して「日本患者家族団体協議会（Japan Patients Council；

JPC)」が誕生した。

やがて難病対策は予算上も行き詰まりを見せ，自治体の単独事業や患者会への補助金なども減額が続くようになり，一方では新たに特定疾患指定への要望や世論も高まっていく中で，対策はその内容を拡大してきたが，次第に難病対策自体の行き詰まりも顕著になってきた。

JPC では毎年大規模な集会や国会各党派への陳情・要望，請願署名行動，厚生省や関係省庁への要望などに取り組むなどの活動を展開してきたが，厚生省（厚生労働省）特定疾患懇談会での何度かのヒアリング以外は，患者会の要望に対しての前向きな対応は感じることができず，むしろ対象疾患からの除外や医療費助成縮小の方向が強まっていった。患者会は多くの団体が結束して反対の行動を強めてはいたが，根本的な有効な提案をすることができなかった。

そういった時代の圧力は地域の自治体にも大きく影響し，難病に対する取り組みは沈滞といってもよい状況に陥っていた。

2）全国キャンペーンとしての「がんばれ難病患者　日本一周激励マラソン」の取り組みとその成果

沈滞している患者会活動にとっての起死回生の運動として，難病対策に対する地域からの発信としての大きなキャンペーンに取り組むこととした。それが 2 年の準備の後，1999 年 7 月 25 日に一人のマラソンランナーが JPC の代表や地域難病患者や支援者，地域ごとのマラソンランナーたちと共に日本最北端の宗谷岬をスタートし，47 都道府県の知事の署名を集めながら全国を巡り各地

での集会を重ねていった「がんばれ難病患者　日本一周激励マラソン」のキャンペーンである。このマラソンは同年11月26日に厚生省（当時）へ到着し，丹羽雄哉厚生大臣（当時）に全国の都道府県知事（代理含む）が署名したメッセージを届け，11月30日に雪の北海道庁へゴールした。

　このキャンペーンは予想を超える大きな反響を呼び，47都道府県ではマスコミがどこも大きく報道し，地方では沿道で応援する人たちも多く，各県庁では大きな集会も開かれ，地域の多数のマラソンランナーも次々とリレーで参加した。

　私たちは日本一周の中で多くの患者・家族に出会い，多くの要望を聞き，その実態を目の当たりにし，地域の保健師や自治体の現状も知ることができた。その中で考え続けてきたことは，今のままの難病対策の延長では現状を変えることはできないということと，そのためには地域から患者団体組織を作り変えなければならないということだった。

　この日本一周激励マラソンの取り組みがきっかけで，地域の難病連が結成されたり活動に元気を取り戻した地域も多く，やがていくつかの大きな集会や共同行動などを繰り返しながらJPCに全難連が合流して2005年5月に日本難病・疾病団体協議会（JPA：51団体31万人）が日本を代表する患者団体の統一組織として誕生した。

　この合併の影響は非常に大きく，難病対策に関する患者会の要望や発言などの評価も高まり，国会請願も採択されることが多くなり，2001年9月に厚生科学審議会疾病対策部会に難病対策委員会が設けられ第1回が開催され，2003年には難病相談・支援センターの事業が開始され，同時に前年度から準備が進められていた全国難病センター研究会が第1回の研究大会を札幌で開催した。この研究会は以降

年2回の研究大会を東京と地方で交互に開催し，難病相談支援センターは事業の開始からわずか3年でほぼ全都道府県に設置されていったという直接の貢献をしている。この年から2005年にかけて国会でも活発な議論がされるようになり，患者会との懇談も頻繁に行われるようになっていった。

2008年5月JPAは「難病対策・特定疾患対策の新たな展開を考える（伊藤試案）」を発表し，厚労省や国会各党派への説明と懇談が活発に展開し始めた。

2009年には舛添要一厚生労働大臣（当時）によって難病対策の研究費がそれまでの24億円から一気に100億円に引き上げられ，B・C型の肝炎対策も大きく前進することになっていった。

3．JPAの「新たな難病対策・特定疾患対策を提案する」の発表から難病法まで

1）難病法の議論の前段階で

日本一周難病患者激励マラソンの中で考え続けた新しい難病対策の実現にはどのようにしたらよいのかについて，JPCや新たに発足したJPAでは多くの患者会にも参加を呼びかけた勉強会や集会を何度も開いた。その勉強会や集会の中で出された患者・家族の声を集約した国会請願署名は大きく増え続け，2008年には97万筆となり，あと一息で100万筆に届くまでになっていった。

地域難病連の活動を活性化するために，各都道府県に北海道難病センターをモデルとした「難病相談・支援センター」が設置されることとなった。この難病相談・支援センターは患者会の期待

とは若干異なった形となったが，患者会も参加する運営と相談の質の向上をはかるために，患者団体が核となって専門医や医師，各政党の国会議員や製薬企業などの関係者も含めた「全国難病センター研究会」（木村格会長，伊藤たてお事務局長）を立ち上げた。

　この難病相談・支援センター（現 難病相談支援センター）は，医療機関の所属ではなく（医療機関はそれぞれが自前の相談機能を持つべきであるため），行政（保健所）の仕事でもなく（行政の相談機能は様々な制限やタブーがあるので相談に対応できないこともあるため），患者・家族が相談しやすい場所に設置されるべき（交通機関など，その地域で行きやすい環境であること）だという，患者会の相談活動の中から，もっと患者・家族サイドに立った相談機能をという患者会の要望から生まれたものだった。

　さらには増え続ける難病の患者への対応として重症度基準を設けるというときに，軽症患者ほど就労や様々な支援が必要であり，相談機能がすべての県で一ヵ所以上必要であること。患者会の育成と支援や会議室や運営に関する様々な支援機能が必要であること。既存の相談支援機能との共同の取り組みなどが必要であること。一般市民向けの難病に関する情報の提供や相談機能が必要であること。病院や行政の枠に縛られず気兼ねもなく相談できる中立の相談機能がほしいこと。日中だけでなく患者・家族が連絡しやすい時間帯での相談機能が必要であること。などの様々な要望を取り混ぜた総合的な「難病センター」が必要だとする要望の中から，相談と支援に限定した形での「難病相談支援センター」が誕生することとなった。

　この「難病相談支援センター」の立ち上げと「全国難病センター

研究会」の設立のために，北海道難病センター^{注1)}の運営を委託されている財団法人北海道難病連（当時）の果たした意味は大きく，またそれを支援するために国会議員による応援団ともいうべき形で全国難病センター研究会に運営委員会とは別に超党派の国会議員による世話人会（会長 津島雄二衆議院議員〔当時〕）がつくられた。各会派から幹事が出されたが，それが後に難病法の成立に大きな役割を果たした「新しい難病対策の推進を目指す超党派国会議員連盟」（会長 衛藤晟一参議院議員）につながることとなった。

2)「新たな難病対策・特定疾患対策を提案する」

さらに一歩前へ進めるためには具体的，かつ画期的な提案として JPA は前年の伊藤試案をベースとした「新たな難病対策・特定疾患対策を提案する」^{注2)} を 2009 年 5 月 31 日に発表した。

この提案の反響は大きく，難病対策委員会のヒアリングも行われ，雑誌の執筆依頼などもあり，国会の各政党への説明や様々な発表の機会が増加した。

この提案は前文と 12 項目の要望からなっている。

難病患者も含めた超高齢化社会での問題や，小児慢性疾患の成

注1) 北海道による設立で，運営を一般財団法人北海道難病連に委託している。3 階建ての独立した建築で，相談室，研修室，大小の会議室，遠方からの通院のための宿泊室と厨房や洗濯などの様々な設備，介助の設備を持った大きな浴室，宿泊管理人と仮眠室，警備員，ボイラーマン，清掃などの人的配置などや，駐車場，患者会のためには，運営のための事務室と人員の配置，相談室と相談員の配置，患者団体室，印刷室と作業室，図書の設備などを備えている。

人期移行問題，在宅医療問題なども含めた幅の広い内容となっている。第12項では－難病対策を将来にわたってより充実・発展させるために，現行の難病の定義，概念の見直しも含め，以上の対策を検討する患者・家族を含めた「総合的な難病対策の実現のための検討会」を設置すること－として締めくくっている。

　2015年1月1日に難病法が施行されてから3年が経過した今，その私たちの提言がどの程度実現したか，5年以内とされた見直しに向けての努力がなされているかについて，私たち自身が点検をしなければならない時期を迎えている。

3）難病も障害者福祉の対象に

　難病患者にも障害者並みの福祉サービスの利用を，という願いは，難病対策以前からの強く切実な願いであった。しかし日本の障害者福祉施策の対象とする障害の定義は「障害の固定と永続」であって，しかも障害者手帳の中で決められた障害等級に合致しなければならない。その手帳を持っていることが障害者福祉サービスの利用の前提になっている[注3]。

　2014年4月1日から施行されている障害者総合支援法では，それまでの自立支援法とは異なり「障害程度区分」での判定では

注2）JPAのホームページと難病対策委員会の議事録にもアップしている。またJPAが発行した冊子「戦後70年患者運動，障害者運動のあゆみとこれから」にも資料として掲載している。以上の経過については JPA の機関誌「JPAの仲間 2016年3月発行JPA結成10周年記念号－患者運動の歴史」も参照されたい。

注3）部分的には手帳がなくても利用できる場合もあるし，国会における当時の障害福祉部長の答弁では「必要とする人には必要な援助を行う」としている。

なく「支援程度区分」による給付と改定された。

　この障害者総合支援法は難病法と共に審議が進められていたが，難病法の審議が遅れ気味なこともあって，2014 年 4 月 1 日の施行に合わせて「難病もその対象」とすることとなった。また，固定された障害を前提とする障害者福祉は，症状が固定しない難病患者も対象とするという画期的な法律となった。

　しかしこの法律はいまだに地域の患者には十分に活用されているとは言えず，また，従来の福祉サービスの担い手の関係機関にも浸透しているとは言い難い状態でもある。

　2016 年に成立した障害者差別解消法（障害を理由とする差別の解消の推進に関する法律）では難病もその対象となっているが，障害者雇用促進法では対象になっておらず，一部難病患者のための施策も始まっているが内容，量ともにそれまでの障害者施策とは格差が厳然としてあるのも事実であるし，自治体の障害者施策にも反映しているとは言い難い。

　その前段階として，すでに障害者基本法の改正では（最終改正平成 25 年度 6 月 28 日法律第 65 号）では第 1 章総則（目的）の第 2 条（定義）第 1 項の「その他の心身の機能の障害」の中にある「その他」とは「難病も含む」との解釈が国会の答弁となっている。

　さらに第 3 章　障害の原因となる傷病の予防に関する基本的施策　第 3 項で「国及び地方公共団体は，障害の原因となる難病等の予防及び治療が困難であることに鑑み，障害の原因となる難病等の調査及び研究を推進するとともに，難病等に係る障害者に対する施策をきめ細かく推進するよう努めなければならない」とし

ている。「難病」が国の法律の中で位置付けられた初の文言である。第4章では，内閣府に「障害者政策委員会」が設けられることになっており，JPAからはその前身でもある総合対策委員会に引き続き委員となって参画している。

4．難病対策委員会と難病法

1）患者団体も一緒に作った，難病対策の中間的整理「基本的な認識」と中間報告「難病対策の基本理念」

　厚生科学審議会疾病対策部会の中に難病対策委員会が位置づけられ，2001年に開催された難病対策委員会を第1回として，新しい難病対策の在り方についての審議が行われることになったがその後の開催はなく，2008年7年ぶりに再開され，金澤一郎先生を座長とする新たな難病対策委員会が発足した。政権が交代した2009年からは患者会の代表としてJPAと希少疾患の団体「あせび会」からも委員として参加することとなった。

　この委員会のメンバーは神経内科，消化器内科，自己免疫内科，小児科などの専門医と日本医師会，看護協会やリハビリ，保健師などの医療関係者，自治体の代表，報道関係，患者会代表と事務局として厚労省健康局などと様々な関係者が参加していた。当然難病対策への関わり方や利害関係も複雑で，それぞれの意見の相違は大きく，なかなか意見のまとまりは見いだせない状態であった。

2)「難病・慢性疾患全国フォーラム」の果たした役割

　患者団体の JPA は様々な取り組みをしていたが新しい難病対策とは何か，それをどのようにして実現させていくかという課題の中で，新たなキャンペーンもその重要な一つとして位置付けて取り組むこととなった。それが「難病・慢性疾患全国フォーラム」である。

　第 1 回は 2010 年 11 月に日本リウマチ友の会，難病のこども支援全国ネットワークと JPA を世話人とした実行委員会方式で開催された。難病対策委員長の金澤一郎先生の講演と国会各会派の難病担当の議員さんとの対話を中心としたが，予想を超える参加者となり，患者・家族の新しい難病対策に寄せる期待の大きさを示すものとなった。以降このフォーラムは難病の患者たちの要望を集め，特定疾患の指定を望む声が寄せられた。そして子どもの難病・慢性疾患，長期慢性疾患，未診断疾患やてんかん，がんまでと幅広く，希少・難治性疾患や長期慢性疾患の患者・家族の声を国へ届ける集会となった。この集会には厚労副大臣，政務官や元厚労大臣，厚労省事務次官，局長，障害福祉部，文科省などの担当者や各党の議員も来賓として参加する規模となって世論を形成していった。このフォーラムは 2015 年をもっていったん終了し，その後「難病・慢性疾患　全国患者・家族集会」として継続している。

3)「基本的な認識」と「基本理念」について

　2011 年 12 月にそれまでの難病対策委員会での議論を取りまとめた「基本的な認識」が提起された。この「基本的な認識」が難

病対策委員会の議論 を大きく変えることとなった。

　この「基本的な認識」では「＜希少・難治性疾患は遺伝子レベルの変異が一因であるものが少なくなく，人類の多様性の中で，一定の割合発生することが必然であり＞したがって＜希少・難治性疾患の患者・家族を我が国の社会が包含し，支援していくことがこれからの成熟した我が国の社会にとってふさわしい＞ことを基本的な認識とした」と宣言している。

　患者団体や家族がそれまで忌避していたともいえる「遺伝」の問題にズバリと切り込み，なおかつ「人類の多様性」や，それを「我が国の社会が包含し支援することがふさわしい」という言葉は患者・家族にとっては新鮮に響き，大きな励ましであり，高邁な香りに満ちたものとして受けとめられた。そしてこの「基本的な認識」によって難病対策委員会の議論の方向性がまとまったのである。

　以降，議論は前向きに進められ，2012 年 8 月に　は難病対策委員会中間報告が「難病対策の基本理念」としてまとめられ，難病対策の法制化へと舵を切ることとなった。その「難病対策の基本理念」では「難病の治療研究を進め，疾患の克服を目指すとともに，難病患者の社会参加を支援し，難病にかかっても地域で尊厳を持って生きられる共生社会の実現を目指すことを難病対策の基本理念とする」とし，患者・家族の意見や生活面にも十分に配慮した表現となり，より具体的にかつ現実的なものとなった。

　私たちはこうした関係各方面の方々との議論とさらに厚労省との話し合いを重ね，委員会の終了後には傍聴した患者団体への説明や意見交換を行い，新しい難病対策の在り方や方向についての

意見の集約を図ってきた。また，厚労省は法制化に向けて多忙な中であるにもかかわらず，全国各地で開かれた説明会に出かけて行った。

　こうした取り組みと報道の後押しによって新しい難病対策への期待と要望が高まっていき，難病対策の法制化を具体化させたエネルギー源になった。またその熱が国会各派を動かし，新しい難病対策の推進を目指す超党派国会議員連盟を生み出す源となり，難病法の成立となったと確信している。

5．新しい難病対策の推進をめざす超党派国会議員連盟と衆・参厚生労働委員会の付帯決議

1)「患者会の三つの役割」と難病法

　患者・家族と患者会が新しい難病対策を求めて声をあげている最中の 2011 年 3 月 11 日に東日本に大きな地震と津波が押し寄せ，原子力発電所がメルトダウンを起こすという未曽有の大災害となった。その状況の中で新しい難病対策を，という声を上げ続けるのは社会的にも政治的にも相当に困難なことであったが，患者会の使命としてこの運動は続けなければならなかった。そしてやがて再度の政権交代も見えてきた時期に，難病法と障害者総合支援法，児童福祉法の改正の成立を迎える。私たちは難病対策だけはどのような政治的状況であっても，全ての会派の賛成によってこの法律は成立させるべきだと考えていた。それは難病とは難病対策委員会でまとめた基本的認識や基本理念にもあるように，だれもが罹患するリスクを負っているのであり，思想信条や貧富

にかかわらず罹患するのであり，患者会も，たまたま同じ病気に罹患しているということだけが共通に過ぎない集団であるからである。

　私たちは患者会の活動と社会的な活動を結び付けて「患者会の三つの役割」としている。新しい難病対策＝難病法の成立への取り組みはまさにその三つの役割そのものの体現であった。

　患者会の三つの役割［伊藤たてお］
　1．自分の病気を正しく知る（病気を科学的に把握しよう）
　2．患者・家族が励まし合い，助け合う（病気に負けないように）
　3．病気であっても希望をもって生きられる社会を目指すこと
　　（本当の福祉社会を作ろう）

2）超党派国会議員連盟の果たした役割と国会の付帯決議

　私たちはその理念のためにどうしても難病法を成立させなければならない。そのためには超党派の賛成が必要だった。実際には新しい難病対策を作ることにはどの党にも会派にも理解していただけたが，具体的な難病法となると，様々な意見や患者・家族の要望などの多くの要素が絡み，法案の審議は一様にはいかない困難があった。それを乗り越えるには超党派の議員連盟が必要と考え私たちは行動した。

　2012年9月参議院議員会館の大会議室で超党派議連の設立総会が開催された。各会派と多くの患者会が参加し，「新しい難病対策の推進を目指す超党派国会議員連盟」が成立したときに，私たちはこれで難病法は成立する，と確信できた。各会派の努力のた

まものでもあった。衆・参の厚生労働委員会では，各党間の意見の違いや法案の届かなかった部分などを「付帯決議で埋める」ことが合意された。そして，衆議院では2014年4月22日の本会議で，参議院では5月23日の本会議で全会派の賛成によって難病法「難病患者の医療等に関する法律」が成立した。

　私たちはそのいきさつから5年以内とされた難病法の見直しにあたって，この付帯決議をもう一度確認しなければならないと考える。

　また両院の厚生労働委員会では参考人の意見陳述と委員との質疑が行われ，JPAからは代表理事の伊藤たておと全国膠原病友の会から会長の森幸子（現JPA代表）が参考人として出席して意見を述べた。また，より多くの疾病を対象とする観点から難病法における難病の定義に対する反対の意見を述べた患者団体もあった。私はそれらの意見も含めてJPAを代表して意見を述べ「この法律だけではなお不十分なところもあり，後世の批判を畏れなければならない。不十分なところの修正は早めに取り組まなければならない」と締めくくっている。

　衆・参両院の付帯決議はほぼ同様であるが，参議院の方が項目が多くなっている。難病法の見直しの時期が間近になっている今，改めて改正や修正，見直しの課題としてこの付帯決議についての議論を国会にお願いしたい。

　JPAではこの参議院本会議での成立の日をもって「難病の日」とする決議を行っている。それは法案を成立させた国会議員の方たちにこの「難病法」のことを年に一日でも思い出していただくことができるようにとの願いも込めてのことである。法律は作っ

て終わりではなく，次々と生じる課題に応え，改正を重ねてより良いものにしていかなければならないからであり，患者会もその責務を負っていると考えている。

６．今直面している課題と要望について

2017 年 12 月 31 日に法施行後 3 年とされた経過措置が終了する日を迎えた。JPA ではその日を迎える前に修正しなければならない項目について難病対策委員会と厚生労働大臣に要望書を提出した。これに対する厚労省の対応は年末に都道府県に対して改善の通知が出されたが，すでに新制度における申請で対象とならなかった患者も多く，その整合を図るためには不十分であり，かつ不公平な現象も生じていることや，それらに起因して研究にも差し障りが生じていることから，いくつかの課題に対する改善を急ぐべきではないだろうか。

患者会では 2015 年 1 月 1 日の施行以来いくつか の難病対策の根本に関わるような重要な問題についてもたびたび発言し，要望をしてきた。

それら一つ一つについて，今後の難病対策委員会での新たな議論と厚生労働省の調査と検討，そして先入観や単純な憶測に基づかない財政当局の理解を願っている。

難病法が施行されて 3 年が経過し，課題や論点は色々と出ているが，これからさらに治療や新薬の開発が進むことも視野に入れなければならない。対象疾病の選択や重症度の基準も変化していく　ことも予想される中で，それらをその都度検討するのでは，

難病に苦しむ患者を長い間待たせることになり，あるいは手遅れにすることにもなる。そのようなことが無いようにしなければならない。

　それらの課題のすべてに対応できるような提案をしたい。突飛な提案のようでもあり，大きな困難を伴うような提案でもあるが，しかし患者会の基本的な要望として私たちは一貫して次のような提案を堅持している。

　①すべての難病とその患者を対象とすること。
　・難病の定義については現行のままでもよいが，それらの希少な疾病や診断の難しい疾病については，もともと専門医が極めて少ないか，またはいないといってもよい状態であり，その疾病を難病法の対象に入れないのは法の理念から見ても不自然ではないか。現行の難病法の定義に合致するすべての難病を対象とするべきではないか，と考えるからであり，それらの疾病の患者・家族からの要望の声は切実なものとなっているからである。
　・対象とする疾病については，重症度基準による認定ではなく疾病特異の治療を受けている患者は全て対象とするべきではないか。
　・難病法は医学的な側面だけではなく，生活の困難さに対する支援側面も持っている。障害者支援法などの福祉サービス（支援）を利用しやすくすることも難病の医療の基本と考えるべきではないか。
　・難病の患者が尊厳をもって地域で生活する共生社会を目指

す，とした難病法の根幹を守ることでもあり，生涯治療であることや軽症患者ほど就労などに関する福祉支援を必要とすることを考慮するべきではないか。

・現状では軽症とされた患者や最も重症な患者が研究から外れる仕組みとなっており，患者支援や研究の面からも不合理ではないか。

・家族支援の立場からもその経済的な負担や介護の負担を軽減することは重要であり，また医療費の自己負担の収入の基準は家族の収入合計額ではなく，本人所得額によることとするべきではないか。

②受給者証（限度額表を含む）は全国統一様式にすることが難病対策の地域格差をなくするためには必要ではないか。

③軽症者登録証を発行することは福祉サービス利用の促進となるのみならず，患者の精神的な支えとなることも考慮するべきではないか。（これは①②が実現する場合は不要となる）

④相談支援センターの運営は第三者機関にすることをできるだけ徹底するべきではないか。

⑤軽症高額の基準を大幅に引き下げること。

・軽症とされる患者であっても医療費は高額にはならないことも少なくないことも考慮するべきではないか。新薬の登場によって限度額以下であっても長期間高額な治療を必要とする場合もあることを考慮して，限度額を大幅に引き下げるべきではないか。

⑥重症の判断にあたっては最新の診察日の6ヵ月以内において最も状態の良くなかった時期の状態によるとした基準の周知

を図り，かつ一年以内とするべきではないか。また疾病の特異的な治療を受けている患者は重症度にかかわらず対象とするべきではないか。（これも①②が実現すれば不要となる）

⑦ 以上の改革が実現することにより，事業の実施主体とされている自治体の事務的な負担は大きく改善されると考える。

⑧ 現行の難病法の施行ではあまりにも複雑な仕組みになっており，主治医も自治体も医療機関にも大きな負担となっている。また患者の負担も大きく，理解しにくいものとなっている。法律はもっと単純で明快にしなければならないと思う。難病法では手続きの簡素化も方針としている。

⑨ 難病研究のデータとしてもこれらの改善によって主治医の臨床調査個人票の記入などの負担も軽減し，患者登録データの信頼度が向上するのではないだろうか。

　以上のほかにも様々な問題が重なって複雑な様相となっているが，そのほとんどは「すべての難病患者を難病法の対象とする」ことによって，複雑な個別の問題は解消される。法律の施行においては複雑になるよりもより単純である方が公平であり，様々な行政コストも軽減するのではないだろうか。

　これらの提案について国民の理解が得られないのではないか，との意見もあるが，難病は国民のだれもが発症する可能性のある病気であることや，難病の原因の究明や治療法の発展，看護や介護，リハビリの発展が国民の健康に大きく寄与するとした難病法の理念と目的がある限り，多くの国民の理解は得られるものと確信している。

　また患者会がこのような活動を展開することも，難病患者だけ

のためではなく障害者や高齢者も安心して暮らせる福祉社会の実現を目指すとした患者会の三つの役割に沿うものであることが理解されることによって，多くの国民の理解が得られるものと確信している。

また，見直しに当たっては国会各会派も難病法と付帯決議を忘れず，これらの課題に対する患者団体の取り組みに支援を願うものである。

それは「福祉など他の法律との連携の推進」や「難病患者が地域で尊厳を持って暮らしていくことのできる共生社会をつくる」としている難病法の根幹にも全く沿うものであると考えている。

参考文献

一般社団法人日本難病・疾病団体協議会（2016）『戦後70年　患者運動，障害者運動のあゆみとこれから』一般社団法人日本難病疾病団体協議会

一般社団法人日本難病・疾病団体協議会（2016）『SSKOJPAの仲間　JPA結成10周年記念号　患者運動の歴史』一般社団法人日本難病・疾病団体協議会

伊藤たてお（1981）「患者会とは何か～患者会の三つの役割」『北海道難病連機関誌 なんれん』No.23

伊藤たてお（2015）「Ⅶ．神経難病患者・家族の自立支援　患者会の役割」辻省次 編集，西澤正豊 専門編集

『すべてがわかる神経難病医療（アクチュアル脳・神経疾患の臨床）』319-327，中山書店

全国難病センター研究会（2003）『全国難病センター研究会ニューズレター』創刊準備号

4

患者申出療養と人道的見地から
実施される治験（拡大治験）について
—制度運用の視点から—

片山　晶博

厚生労働省保険局医療課 先進・再生医療迅速評価専門官
（現 岡山大学病院新医療研究開発センター助教）

1．はじめに

　我が国においては，国民皆保険の理念の下，必要かつ適切な医療は基本的に保険収載している。その上で，保険収載されていないものの，将来的な保険収載を目指す先進的な医療等については，保険外併用療養費制度として，安全性・有効性等を確認するなどの一定のルールにより保険診療との併用を認めている。この保険外併用療養費制度のうち，評価療養の一種である治験の枠組みの中に，2016年1月（医療機器，再生医療等製品については2016年7月）から「人道的見地から実施される治験」（以下「拡大治験」という）が加わった。また，同年4月からは既存の保険外併用療養制度である評価療養，選定療養とは独立した「患者申出療養」を位置づけた（図1）。

　これらの制度は，「日本再興戦略」改訂2014に盛り込まれ

保険外併用療養制度について 平成18年の法改正により創設
(特定療養費制度から範囲拡大)

○ 保険診療との併用が認められている療養
① 評価療養 ┐ 保険導入のための評価を
② 患者申出療養 ┘ 行うもの
③ 選定療養 ──→ 保険導入を前提と
しないもの

保険外併用療養費の仕組み
[評価療養の場合]

基礎的部分 (入院基本料など 保険適用部分)	上乗せ部分 (保険適用外部分)

保険外併用療養費　患者さんから
として医療保険で　料金徴収可
給付　　　　　　（全額自己負担※）

※保険医療機関は，保険外併用療養費の支給対象となる先進医療等を行うに当たり，あらかじめ患者さんに対し，その内容及び費用に関して説明を行い，患者さんの自由な選択に基づき，文書によりその同意を得る必要があります。また，その費用については，社会的にみて妥当適切な範囲の額としています。

○評価療養
・先進医療（先進A：36技術，先進B：69技術 平成29年9月時点）
・医薬品，医療機器，再生医療等製品の治験に係る診療
・薬事法承認後で保険収載前の医薬品，医療機器，再生医療等製品の使用
・薬価基準収載医薬品の適応外使用
（用法・用量・効能・効果の一部変更の承認申請がなされたもの）
・保険適用医療機器，再生医療等製品の適応外使用
（使用目的・効能・効果等の一部変更の承認申請がなされたもの）

○患者申出療養
○選定療養
・特別の療養環境（差額ベッド）
・歯科の金合金等
・金属床総義歯
・予約診療
・時間外診療
・大病院の初診
・大病院の再診
・小児う蝕の指導管理
・180日以上の入院
・制限回数を超える医療行為

出典：http://www.mhlw.go.jp/file/06-Seisakujouhou-12400000-Hokenkyoku/0000118805.pdf を一部改変（2017年10月1日アクセス）

図1　保険外併用療養費制度について

た「最先端の医療技術・医薬品等への迅速なアクセス確保」（「必要かつ適切な医療は基本的に保険診療により確保する」という国民皆保険制度の理念を踏まえつつ，多様な患者ニーズの充足，医療産業の競争力強化，医療保険の持続可能性保持等の要請に対して，より適切に対応するための施策を実施すること）を目的に制度化したものである。

　本稿では，拡大治験，患者申出療養について概説し，これらの制度の現状，課題及び，両者の連携について言及する。

2．拡大治験

1）制度の趣旨

　欧米においては，「Expanded Access Program」あるいは「Compassionate use」制度として，代替治療薬の存在しない致死的な疾患等の治療のために人道的見地から未承認薬等の提供を行う制度が整備されている。

　我が国においても欧米と同様の趣旨の制度の検討が行われてきたが，重篤な副作用等による健康被害を引き起こすことにならないよう，また，治験の進捗に影響を与えて未承認の状況を徒に長引かせることにならないよう，慎重な検討と制度設計が必要とされたことから，海外の実施状況等を確認しつつ，そのあり方等について，2013（平成25）年度から実施した「医療上の必要性の高い未承認薬・適応外薬のアクセス充実対策等事業」を通じて検討を行ってきた。

　上記検討の結果，治験の参加基準に満たない患者に対する人道

的見地からの未承認薬等の提供のあり方について，関係者の意見を聴取して実施可能性も考慮の上，「拡大治験」として整理することとし，2016年1月より制度化した。また，同年7月からは医療機器及び再生医療等製品についても拡大治験を制度化している。

　本制度は，既存の枠組みである治験制度の下に実施されることから，主治医からの要望に基づいて国が治験依頼者又は自らの治験を実施する者（以下「治験実施者」という）に対して拡大治験の実施の検討を要請する点や患者に一部の費用負担を求めることもあり得る点等を除き，原則として既存の治験の取扱いと同様である。

2) 制度の概要（図2）

(1) 制度の対象範囲

　①未承認薬等（以下，医療機器，再生医療等製品も含む）は開発の途中であるため，最終的に承認されるとは限らない。特に適応疾患の範囲や用法・用量が定まっていない開発の早期の段階では，たとえ他に有効な治療薬がない病状にあったとしても，患者が得られるベネフィットを確保する観点から，未承認薬等へのアクセスを制度として認めることは慎重であるべきと考えられる。このため，本制度においては，国内開発の最終段階である治験（通常，効能・効果及び用法・用量が一連の開発を通じて設定された後に実施される有効性及び安全性の検証を目的とした治験，以下「主たる治験」という）の実施後あるいは実施中（組入れ終了後）の治験薬等（以下，治験機器，治験製品も含む）を対象とする。

②拡大治験の実施については，主たる治験の円滑な実施に好ましくない影響を及ぼすことにより，当該医薬品等（以下，医療機器，再生医療等製品も含む）の開発を大幅に遅延させるおそれがあることから，あくまでも主たる治験に影響を及ぼさないことを前提とする。

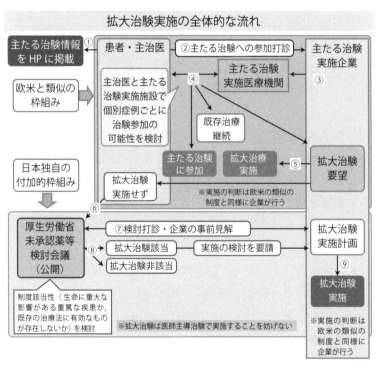

平成 28 年 3 月 25 日薬事・食品衛生審議会薬事分科会資料 2 より抜粋
出典：https://www.mhlw.go.jp/file/06-Seisakujouhou-12400000-Hokenkyoku/0000118805.pdf（2017 年 10 月 1 日アクセス）

図2　拡大治験実施の流れ

③未承認薬等を使用するリスクと期待される有効性のベネフィットのバランスの観点から，原則として，当該医薬品等の承認申請，承認及び保険適用の期間を待つことが出来ない，生命に重大な影響がある疾患であって，既存の治療法に有効なものが存在しない疾患の治験薬等を対象とする。

（2）臨床試験の位置づけ

国内で承認されていない未承認薬等の投与における安全性確保の観点から，医薬品等の臨床試験の実施の基準に関する省令（GCP省令）が適用される治験の枠組みの中で実施する。

（3）拡大治験の実施に係る検討要請と実施の可否の決定

①拡大治験の実施は法的義務ではなく，その実施の可否は，当該治験薬等を提供する者が決定するものである。ただし，いわゆる医師主導治験として拡大治験を実施する場合には，当該拡大治験を自ら実施する者が治験薬等の入手可能性を踏まえた上で決定するものである。

②安全性確保の観点から，拡大治験の実施の検討には患者の病状等を熟知する主治医の経験・見識が必要であることから，主治医が治験実施者に拡大治験の実施の要望を行うこととする。

③人道的見地から，可能な限り主治医及び患者からの要望に応えることが期待されるものの，実施の判断は欧米の類似の制度と同様に企業が行うものであり，以下の理由等により，拡大治験が実施できない場合も想定されうる。

a. 既存の治療法に有効なものが存在する，あるいは生命に重

大な影響がある重篤な疾患ではない（制度該当性事由）

b. 治験薬等の供給に余裕がない（絶対事由）

c. 主たる治験の組入れ期間中である等の理由で主たる治験の実施に悪影響を与えるおそれがあること（時期的事由）

d. 患者の病状に鑑みて，明らかにリスクが高いことから，安全性の観点から拡大治験への参加が勧められないこと等（個別事由）

　なお，主たる治験に参加できない場合であって，「制度該当性事由」により拡大治験の実施ができないと治験実施者から回答を受けた主治医及び患者が，治験実施者からの回答が不十分であると考える場合には，検討依頼書を厚生労働省へ提出できるものとしている。厚生労働省では，検討依頼書を受けて未承認薬検討会議において，拡大治験の実施に関する制度該当性基準への該当性を評価し，制度該当性基準に該当すると判断された場合には，治験実施者に対して拡大治験の実施の検討を要請することとしている。

（4）対象患者

　拡大治験の対象は，参加を希望する患者にとっては治療機会の有無を決定する重要なものである一方，主たる治験における組入れ基準を満たさない患者を拡大治験の対象患者に含められるかどうかについては，安全性確保の観点から，合併症，疾患の病期，重篤性等の項目について慎重に検討する必要がある。このため，実施済みあるいは実施中の主たる治験の実施計画書の組入れ基準の各項目に関して，組入れ基準を緩めても許容可能であると判断される範囲の患者とすべきである。

（5）実施施設

　拡大治験の対象となる医薬品等は，未承認薬等であることから，被験者の安全性確保の観点から，当該医薬品等を投与した実績があり，当該医薬品等による副作用等に対する十分な知識と経験を有していると想定される，主たる治験を実施したあるいは実施中の医療機関において，主たる治験の治験責任医師又は治験分担医師により実施されることを原則とする。

（6）費用負担

　原則として治験に係る費用は治験実施者が負担するものであるが，拡大治験においては，治験薬等の製造，運搬，管理及び保存並びに同種同効薬（ただし，医療保険が適用されない場合）にかかる費用について，患者に十分な説明を行った上で，同意を取得することで，拡大治験に参加する患者に応分の負担を求めることも認められる。

（7）実施期間

　本制度は治験の枠内で実施されるものであることから，原則として，当該医薬品等が承認された場合，不承認とされた場合，有効性が認められない等として申請が取り下げられた場合あるいは開発が中止された場合には，その時点で終了するものとする。

3）拡大治験の現状

　治験計画届書として独立行政法人医薬品医療機器総合機構（以

下「PMDA」という）に届けられたもののうち，主たる治験及び拡大治験の情報については PMDA のホームページで公開することとしている。

2017 年 9 月 29 日現在では 8 件が実施されているが，いずれも薬物を用いた治験であり（表 1），全て悪性腫瘍に対する薬剤である。また，現時点では機械器具等・加工細胞等にかかる拡大治

表 1　現在実施されている拡大治験（2017 年 9 月 29 日時点）
（2017 年 8 月 31 日までに届出られた情報）

治験成分記号	対象疾患	治験届出者名	実施予定期間
PF-02341066	ROS1 陽性の非小細胞肺癌	ファイザー株式会社	2016/07/11 ～
MPDL3280A	尿路上皮膀胱癌	中外製薬株式会社	2016/10/06 ～
AZD2281	BRCA 遺伝子変異を有する進行又は再発卵巣癌	アストラゼネカ株式会社	2017/02/15 ～
ONO-4538	標準治療が不応又は不耐の切除不能な進行又は再発胃がん（食道胃接合部がんを含む）	小野薬品工業株式会社	2017/03/03 ～
JNJ-54767414	再発又は難治性の多発性骨髄腫	ヤンセンファーマ株式会社	2017/06/07 ～
DSP-1958	小児固形腫瘍・小児脳腫瘍及び悪性リンパ腫	大日本住友製薬株式会社	2017/09/01 ～
E7080	肝細胞癌	エーザイ株式会社	2017/09/01 ～
AMG 103	B 前駆細胞性急性リンパ性白血病	アステラス・アムジェン・バイオファーマ株式会社	2017/10/01 ～

出典：https://www.pmda.go.jp/files/000218631.pdf を一部改変
（2017 年 10 月 1 日アクセス）

験は実施されていない。なお現時点で，患者の安全性確保の観点
からは，これまでに特記すべき有害事象の報告はなく，また，主
たる治験への影響についても特段認めていない。

4）拡大治験の課題

　制度開始から1年半程度で13件の拡大治験が開始され，うち
5件は製造販売承認されて既に終了しているが，さらなる拡大治
験の実施が期待される。現状，医師や医療機関の本制度に対する
理解が進むことが望まれる状態であり，今後も周知徹底が必要で
ある。さらに，制度面に目を転じれば，本制度は，被験者に対す
る重篤な副作用等による健康被害を防止するために治験の枠組み
の下で医薬品等を投与することになっているほか，主たる治験の
進捗に影響を与えて未承認の状況を長引かせないよう，そして，
治験実施者及び実施医療機関に過剰な負担がかかることがないよ
うに慎重な制度設計が成されている。そのため，患者のスムーズ
な拡大治験への参加には，治験を依頼する治験実施者の周到な治
験計画の策定やリソースの検討が必要となる。今後，新たに主た
る治験を実施する治験実施者には，拡大治験も視野にいれた治験
計画を検討するように，政府として働きかけを強めていく必要が
ある。

3．患者申出療養

1）制度の趣旨

　患者申出療養は，困難な病気と闘う患者の思いに応えるため，

先進的な医療について，患者の申出を起点とし，安全性・有効性等を確認しつつ，身近な医療機関で迅速に受けられるようにするものである。

これは，国において安全性・有効性等を確認すること，保険収載に向けた実施計画の作成を臨床研究中核病院に求め，国において確認すること，及び実施状況等の報告を臨床研究中核病院に求めることとした上で，保険外併用療養費制度の中に位置づけるものであるため，いわゆる「混合診療」を無制限に解禁するものではなく，国民皆保険の堅持を前提とするものである。

2）制度の概要
（1）対象範囲

患者申出療養に係る申出の対象となる医療技術については，国内外の未承認・既承認を問わず，あらゆる医薬品，医療機器，再生医療等製品の使用を伴う医療技術としている。

一方で，患者申出療養は，保険収載を目指すことを前提としていることから，将来的な保険収載を目指さないものは患者申出療養の対象とはせず，保険収載を前提に，一定の安全性・有効性等が確認されたものについて，患者申出療養の対象とすることとしている。

（2）実施までの取扱い（図3）

患者申出療養に係る申出は，療養を受けようとする者（患者）が，臨床研究中核病院の開設者の意見書，その他必要な書類を添えて，国に対して行うこととしている。その際，かかりつけ医，特定機

能病院，臨床研究中核病院等は患者が安全性・有効性等について理解・納得するための支援を行うこととしている。

　申出のあった技術の実施の適否については，国において患者申出療養評価会議を開催し，当会議により審議を行う。審議の結果，実施が承認された医療技術については，告示するとともに，申出を行った患者にも通知する。告示は患者の申出を受理した日から原則6週間以内に適用することとしている。

　告示された医療は，意見書を作成した臨床研究中核病院において，患者申出療養評価会議において認められた実施計画に沿って実施することができる。また，当該医療は，予め実施医療機関として実施計画に記載された医療機関においても実施することができる。

　患者申出療養として実施可能となった医療については，前例がある患者申出療養として，実施医療機関を臨床研究中核病院が個別に審査し，追加することを可能としているが，この場合は患者から臨床研究中核病院に対して申出を行うこととする。実施医療機関の追加に係る審査については，患者申出療養評価会議における評価の際に定められた「実施可能な医療機関の考え方」を参考として，臨床研究中核病院が原則2週間で審査を行うこととしている。

(3) 実施施設

　以下の5つの要件を全て満たす保険医療機関において実施することとしている。

　①以下のいずれかを満たす保険医療機関であること。

患者申出療養と人道的見地から実施される治験（拡大治験）について 4

患者申出療養制度とは

○ 国内未承認の医薬品等を迅速に保険外併用療養として使用したいという患者さんの思いに応えるため，患者からの申出を起点とする新たな保険外併用療養の仕組みとして，患者申出療養を創設

〈患者申出療養としては**初めての医療**を実施する場合〉

患者からの申出に係る相談

- かかりつけ医等と相談
- 医療法の臨床研究中核病院（※）又は患者申出療養の窓口機能を有する特定機能病院（全国84カ所）に対して申出に係る相談を実施

- かかりつけ医等と適宜連携
- 最初から協力医療機関としての申請も可能

- 特定機能病院が患者の申出に係る相談を受けた場合は，臨床研究中核病院に共同研究の実施を提案。

※質の高い臨床研究を実施できる拠点として厚生労働大臣が個別に承認。

患者から国に対して申出
（臨床研究中核病院が作成する書類を添えて行う）

原則6週間（※）

- 臨床研究中核病院は，特定機能病院やそれ以外の身近な医療機関を協力医療機関として申請が可能

患者申出療養評価会議による審議

- 安全性，有効性，実施計画の内容を審査
- 医学的判断が分かれるなど，6週間で判断できない場合は全体会議を開催して審議

患者申出療養の実施

〈既に患者申出療養として前例がある医療を**他の医療機関**が実施する場合（共同研究の申請）〉

患者からの申出に係る相談

- かかりつけ医等と相談
- 身近な医療機関に対して前例を取り扱った臨床研究中核病院に対する申出に係る相談を実施

患者から臨床研究中核病院に対して申出

原則2週間

前例を取り扱った臨床研究中核病院

- 臨床研究中核病院は国が示した考え方を参考に，身近な医療機関の実施体制を個別に審査
- 臨床研究中核病院の判断後，速やかに地方厚生局に届出

身近な医療機関で患者申出療養の実施

既に実施している医療機関

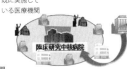

協力医療機関として追加

※6週間は国が各種書類を受理してから患者申出療養の実施までの期間

出典：https://www.mhlw.go.jp/file/06-Seisakujouhou-12400000-Hokenkyoku/0000118805.pdf（2017年10月1日アクセス）

図3　患者申出療養実施の流れ

a. 医療法に規定する臨床研究中核病院であること。

b. 実施に当たり必要な以下の全ての体制を有する保険医療機関であること（具体的な内容については患者申出療養評価会議において，医療技術ごとに要件を設定するものとする）。

・緊急時の対応が可能な体制
・医療安全管理委員会を設置していることその他の医療安全対策に必要な体制
・倫理審査委員会による審査体制
・医療機器を使用する医療技術の場合は，医療機器の保守管理体制

②人を対象とする医学系研究に関する倫理指針又は再生医療等を提供する場合にあっては再生医療等の安全性の確保等に関する法律の定めるところに適合する実施体制を有すること。また，医療技術の内容に応じた指針等に適合する実施体制を有すること。

③実施される医療技術において使用する医薬品等の管理体制，入手方法が適切であること。

④臨床研究のデータの信頼性確保のため，次の体制を確保すること。

a. データマネジメント体制

b. 多施設共同研究を行う場合は，多施設共同研究として実施可能なモニタリング体制等

⑤当該患者申出療養の実施が認められた医療機関の開設者は，院内で行われる全ての患者申出療養について実施責任医師，

研究内容等を把握し，臨床研究中核病院及び厚生労働省に報告できる体制を確保すること。

（4）費用負担

患者申出療養は保険外併用療養費制度に位置付けられるものであり，その費用の額の算定に当たっては，先進医療と同様に，診療報酬の算定方法の例によることとしている。

未承認薬等（保険診療の対象外）の料金など，「患者申出療養に係る費用」は全額患者の自己負担となり，当該費用については，その徴収の対象となる医療に要するものとして社会的にみて妥当適切な範囲の額とすることとしている。

（5）成果の活用

治験に先立って実施される未承認の医薬品等に係る患者申出療養の成果については，PMDA における薬事戦略相談を活用することにより，医薬品医療機器法上の承認の申請の効率化を可能としている。

適応外の医薬品等に係る患者申出療養の成果については，国際的な論文等として公表された場合，効能追加に係る医薬品医療機器法上の承認の申請の効率化を可能としている。

3）患者申出療養の現状

患者申出療養として実施している医療技術の名称及び概要，実施医療機関等については厚生労働省のホームページで公開している。

本制度は 2016 年 4 月より施行され，2017 年 10 月 1 日現在で

4つの医療技術が承認されている。実施医療機関については，告示番号1は21医療機関，それ以外の技術は1医療機関（意見書を作成した臨床研究中核病院のみ）である[注1]。実施予定症例数については，告示番号1が121例と多数例を予定しているものの，それ以外の3技術については5～10例を予定している（表2）。

これらの医療技術のうちの2つの技術（告示番号1，3）は既に国内で承認されている医薬品の適応外使用であり，1つの技術（告示番号4）は，以前は国内で承認されていた医薬品であるが，現在は国内未承認の医薬品を使用する技術である。残りの1つの技術（告示番号2）は一部国内未承認の医療機器を使用し，また，国内承認部分についても適応外の使用を伴う技術である。

本制度の制度設計上，実施されることが想定される医療の類型としては，

①既に実施されている先進医療を身近な医療機関で実施することを希望する患者に対する医療

②既に実施されている先進医療の実施計画対象外の患者に対する医療

③先進医療としても患者申出療養としても実施されていない医療

④現在行われている治験の対象とならない患者に対する医療を挙げていたが，告示番号1は，患者申出療養として実施が認められた時点では先進医療としては終了していたものの，以前に先進医療で実施されていたことを考慮すると上記②に，告示番号2から4についてはいずれも上記④の類型に当ては

注1）　告示番号1については，予定症例数に達したため新規患者の受入れは終了している。

まる。

4）患者申出療養の課題

本制度が施行されてから1年半が経過したが，上記で述べた通り，現在承認された技術は4技術のみである。2017年4月3日に開催された規制改革推進会議 医療・介護・保育ワーキング・グループにおいても，承認された技術数が少なすぎるのではないかとの指摘を受けた。

表2　現在実施されている患者申出療養（2017年10月1日時点）

告示番号	技術名	対象疾患	臨床研究中核病院	予定症例数
1	パクリタキセル腹腔内投与及び静脈内投与並びにS-1内服併用療法（※当該療養については，予定症例数に達したため新規患者の受入は終了）	腹膜播種又は進行性胃がん	東京大学医学部附属病院	121例
2	耳介後部コネクターを用いた植込み型補助人工心臓による療法	重症心不全	大阪大学医学部附属病院	6例
3	リツキシマブ静脈内投与療法難治性天疱瘡	難治性天疱瘡	慶應義塾大学病院	10例
4	チオテパ静脈内投与，カルボプラチン静脈内投与及びエトポシド静脈内投与並びに自家末梢血幹細胞移植術の併用療法	髄芽腫，原始神経外胚葉性腫瘍又は非定型奇形腫様ラブドイド腫瘍	名古屋大学医学部附属病院	5例

出典：http://www.mhlw.go.jp/topics/bukyoku/isei/kanja/kikan03.html を一部改変（2017年10月1日アクセス）

実施件数が少ない原因として，患者，医療機関への本制度に関する情報提供が決して十分とはいえないことが挙げられる。厚生労働省では患者申出療養についてわかりやすく説明したパンフレットを作成し，臨床研究中核病院，特定機能病院等に送付し，厚生労働省ホームページ上にも同パンフレットを公開しているものの，配布総数が少ない，説明内容が不十分である等の指摘を受けている。

　また，本制度が非常に複雑な制度であることも原因の一つとして挙げられるかもしれない。本制度は，既存の制度で先進的な医療にアクセスできない中で困難な病気と闘う患者の思いに応えると同時に，一定のエビデンスの水準を保つために症例を集積するという臨床研究としての妥当性も考慮し，両者のバランスを取る必要がある。このため，臨床研究中核病院には一定のエビデンスを取得可能な臨床研究計画書の作成を求める必要があり，医療機関に対して負担となっている可能性があり，患者の申出から実施までにつながりにくくなっている可能性がある。

　その他の課題として，本制度は患者の申出から実施までの期間を原則6週間以内としているが，患者からの申出を受けた臨床研究中核病院が臨床研究計画書や同意説明文書等の各種資料を準備し，施設内の倫理審査委員会の承認を得るまでには一定程度の時間が必要であり，患者の申出に迅速に応えられていないのではないか，との指摘がある。

　さらに，本制度は未承認薬等（保険診療の対象外）の料金など，「患者申出療養に係る費用」は全額患者の自己負担となるため，高額な医薬品等を用いる技術の場合には，患者の経済的な差異に

より申出が困難になる可能性もある。

　先進医療や拡大治験との差別化が不十分であること，患者申出療養から得られるデータは安全性を中心としたものになる可能性が高く，そのデータのみでは薬機法の承認を取得することが困難であること等も課題として挙げられる。

４．治験と患者申出療養の連携

１）制度設計上，治験と患者申出療養との連携については以下のように整理している。

　（1）既に治験において使用されている未承認薬等を使用したいという相談があった場合には，まずは主たる治験又は拡大治験につなげることを検討する。すなわち，未承認薬等を使用する患者申出療養に係る相談があった場合には，公開されている治験の情報を参考に，臨床研究中核病院等が主たる治験が実施中であるかどうかを確認し，実施中である場合には，その情報を患者から相談を受けたかかりつけ医等に提供する。当該かかりつけ医等が実施企業・主たる治験実施医療機関に治験への参加の可能性を照会し，進行中の治験に参加する方向で連携することとする。

　（2）主たる治験を実施中でない場合又は拡大治験を実施中でない場合（拡大治験を準備中の場合を含む）には，患者申出療養として実施できるか否かについて，臨床研究中核病院が検討を行うこととする。

2）前述したとおり，拡大治験で実施が困難な場合の理由として
は大きく4つに分類されるが，それぞれの場合について患者
申出療養として実施が可能かどうかについては，第1回患者
申出療養評価会議において以下のとおり整理しており，拡大
治験で実施が困難な場合においても，状況に応じて患者申出
療養として実施可能と考えられる。

（1）既存の治療法に有効なものが存在する，あるいは生命に重
大な影響がある重篤な疾患ではない（制度該当性事由）

→ 既存の治療法にある程度有効なものが存在する場合や，
生命に重大な影響がある重篤な疾患ではない場合でも，
個々の患者が当該療養を希望する事情等によっては，患
者申出療養において実施することが考慮されうるのでは
ないか。

（2）治験薬等の供給に余裕がない（絶対事由）

→ 拡大治験では治験の実施に影響を与えるおそれがある場
合でも，患者申出療養として行う場合には治験の実施に
影響を与えないケースもあるのではないか。

（3）主たる治験の組入れ期間中である等の理由で主たる治験の
実施に悪影響を与えるおそれがあること（時期的事由）

→ 患者申出療養においても同様に実施困難ではないか。

（4）患者の病状に鑑みて，明らかにリスクが高いことから，安
全性の観点から拡大治験への参加が勧められないこと等
（個別事由）

→ 患者申出療養においても同様に実施困難ではないか。

5．おわりに

　拡大治験，患者申出療養とも最先端の医療技術・医薬品等への迅速なアクセス確保を目的に導入された制度であり，いずれも制度施行後1年以上が経過しているが，実施件数が少ないとの指摘がある。

　今後，患者，医療機関及び関係学会等へのさらなる周知徹底を行うとともに，現時点で考えられる課題に対して一つ一つ取り組むと同時に，今後の制度運用についても，関係者の意見等を踏まえながら検討していく必要があると考える。

　また，我が国においては本稿で言及した拡大治験，患者申出療養以外にも，治験，先進医療といった制度もあり，図4のフローチャートを参考にしながら，医療従事者はそれぞれの患者にとっていずれの制度を利用することが最適な方法であるか検討し，選択していただきたい。

参考文献

厚生労働省（2016）「患者申出療養の概要について」< http:// www. mhlw. go. jp/ stf/ seisakunitsuite/ bunya/0000114800.html > 2017 年 10 月 1 日アクセス

独立行政法人医薬品医療機器総合機構（2016）「人道的見地から実施される治験について」< https://www. pmda.go.jp/review-services/trials/0016. html > 2017 年 10 月 1 日アクセス

Fujiwara Y（2016）"Evolution of frameworks for expediting access to new drugs in Japan,"Nature Reviews Drug Discovery. 15（5）：293-294

藤原康弘（2016）「先進医療 B 制度と患者申出療養制度」『内科学会雑誌』105 巻 12 号：2336-2345

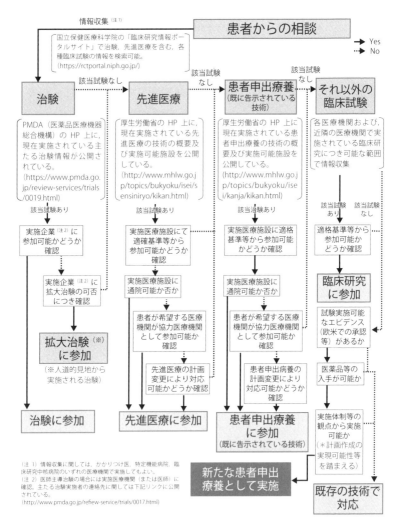

出典：http://www.mhlw.go.jp/file/06-Seisakujouhou-12400000-Hokenkyoku/0000118805.pdf（2017年10月1日アクセス）

図4　治験，拡大治験，先進医療，患者申出療養に該当するかの確認の流れ

5

患者申出療養制度への期待と課題
—がん患者の立場から—

天野　慎介

一般社団法人全国がん患者団体連合会理事長

1．はじめに

　患者申出療養制度について，厚生労働省はホー ムページ「患者申出療養の概要について」[注1] の 「はじめに」にてその趣旨を次のように説明している。

　　我が国においては，国民皆保険の理念の下，必要かつ適切な医療は基本的に保険収載しています。その上で，保険収載されていないものの，将来的な保険収載を目指す先進的な医療等については，保険外併用療養費制度として，安全性・有効性等を確認するなどの一定のルールにより保険診療との併用を認めています。患者申出療養は，困難な病気と闘う患者

注1）　厚生労働省「患者申出療養の概要について」
　　　<http://www.mhlw.go.jp/stf/seisakunitsuite/bunya/0000114800.html>（2018 年3 月19 日アクセス）

の思いに応えるため，先進的な医療について，患者の申出を
起点とし，安全性・有効性等を確認しつつ，身近な医療機関
で迅速に受けられるようにするものです。

続けて「はじめに」はこう記す。

　　これは，国において安全性・有効性等を確認すること，保
険収載に向けた実施計画の作成を臨床研究中核病院に求め，
国において確認すること，及び実施状況等の報告を臨床研究
中核病院に求めることとした上で，保険外併用療養費制度の
中に位置付けるものであるため，いわゆる「混合診療」を無
制限に解禁するものではなく，国民皆保険の堅持を前提とす
るものです。

ここに記された趣旨は図らずも，患者申出療養制度の趣旨のみ
ならず同制度の成立に至る議論と今後の課題が記されているが，
同制度の成立に至る議論を見ずして同制度は理解ができないと考
えるので，成立までの過程を見ていきたい。

２．患者申出療養制度の成立過程

同制度に関する直接の議論の起点は，内閣府の規制改革会議で
ある。同会議ではかねてより混合診療に関する議論が行われてき
たところ，2013（平成 25）年 11 月 28 日に開催された「公開
ディスカッション」において金沢大学大学院の土屋弘行教授が，
高度先進医療として 2003（平成 15）年に承認され同大学で実
施してきた「悪性骨軟部腫瘍に対するカフェイン併用化学療法」
について説明し，「有効率は従来の 40％から 90％以上に向上し

ました。生存率も 50 ～ 70％が普通なんですけれども，これを使った場合には 90％以上に向上しております」「製薬会社は，カフェイン注射薬は安価であり，また古い薬で特許もないことから，投資資金の回収には試算で 100 年以上を必要とする。採算がとれないため，薬事申請は不可能という判断です」「薬事承認の獲得が困難と思われる薬剤は引き続き『先進医療』として，あるいは別の枠組みで薬剤の適応外使用を認める混合診療が許可されてもいいのではないかと思います」と指摘した。

　同療法の先進医療については，後の 2015（平成 27）年 6 月 4 日に開催された厚生労働省先進医療会議において，適格基準を満たさない患者などに同療法を実施していた点や，有効性を過大に評価していた点などが問題とされ，先進医療の受け入れ停止に相当する事案との判断がなされることとなったが，規制改革会議のこの公開ディスカッションにおいては「評価療養を実施して，一応は有効性があるんじゃないか，怪しい診療じゃないというふうになったのであれば，保険適用までいかなかったとしてもずっと併用して，保険適用の分と自由診療の分と混合でずっと認めていっていいじゃないですか。なぜ，そこが保険適用にならなければ全部自由診療というところに戻してしまうんですか」（稲田朋美内閣府特命担当大臣），「私個人の意見かもしれませんけれども，規制改革会議のメンバーの多くは単純に混合診療といわれているものをごちゃごちゃで全部，何でもかんでも認めろとか，そういうようなことを教条的に言っている人間はいないと思うんですね」（大崎貞和委員）などの意見が出るとともに，厚生労働省からは神田裕二大臣官房審議官が出席し，混合診療を原則禁止と

する厚生労働省の考えを示した。

　規制改革会議ではこれらの議論を踏まえ，2014（平成26）年3月27日に「選択療養制度（仮称）の創設について（論点整理）」を提示し，「保険外併用療養費制度が導入されたが，原則禁止の規制自体は変わっていない」「当会議が目指すのは，困難な病気と闘う患者が，これを克服しようとして強く希望する治療を受けられるよう，診療の選択肢を拡大することである。そのために，保険外診療を併用しても保険給付を幅広く受けられ，保険診療に係る経済的負担が治療の妨げにならない環境を早急に整備する必要がある」と指摘したうえで，「選択療養制度（仮称）」の創設を提案した。具体的には，「患者がその診療を選択するにあたって必要な情報が医師から患者へ十分に提供され，それが書面で確認できること」を大前提とした上で，「患者が自己の選択によって保険診療と併せて受ける保険外診療（評価療養，選定療養を除く）であって，一定の手続・ルールに基づくもの」について，「その保険診療に要した費用について保険給付を認める」としたものであった（図1）。

　これに対して，公益社団法人日本医師会は2014（平成26）年4月9日の定例記者会見において，「現行の保険外併用療養費制度（評価療養，選定療養）特に評価療養の機動性を高めることで対応すべきと考えており，『選択療養』の導入は到底容認できない」とした。具体的には，「選択療養は，有効性・安全性を確認する仕組みが不明確であるうえ，将来の保険収載を前提とされない」「保険外併用療養費制度も『必要かつ適切な医療は基本的に保険診療により確保する』という2004年に合意し

106

患者申出療養制度への期待と課題 5

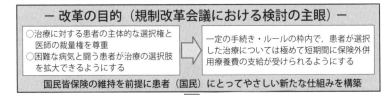

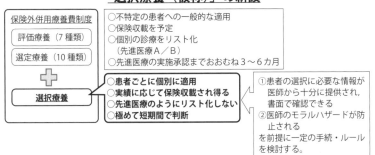

出典：第 28 回規制改革会議資料

図1　選択療養の新設

た国民皆保険の理念を基本に据えたものでなければならない」「新たな医療が保険収載されなければ，資産や所得の多寡で受けられる医療に格差が生じ，必要な医療が受けられなくなる」「国は背景にあるドラッグ・ラグ，特に開発（申請）ラグの解消に全力で取り組むべきである」と主張した。

　また，難病や長期慢性疾病，小児慢性疾病の患者団体などから構成される一般社団法人日本難病・疾病団体協議会（JPA）は，2014（平成26）年4月3日に要望書「選択療養制度（仮称）の

導入は事実上の『混合診療解禁』であり，多くの患者にとっては最先端の医療が受けられなくなる恐れがあり，患者団体の声を聴いていただけるよう要望します」を田村憲久厚生労働大臣と岡素之規制改革会議議長に提出し，次いで2014（平成26）年4月15日にはがん患者団体26団体が連名で，要望書「選択療養制度（仮称）の創設に関する要望書」を田村憲久厚生労働大臣と稲田朋美内閣府特命担当大臣に提出した。

　これらの意見等も踏まえつつ，2014（平成26）年6月24日に閣議決定された「規制改革実施計画」では，「困難な病気と闘う患者からの申出を起点として，国内未承認医薬品等の使用や国内承認済みの医薬品等の適応外使用などを迅速に保険外併用療養として使用できるよう，保険外併用療養費制度の中に，新たな仕組みとして，『患者申出療養（仮称）』を創設し，患者の治療の選択肢を拡大する」との事項が盛り込まれ，具体的には「『患者申出療養（仮称）』としての前例がある診療については，臨床研究中核病院の他，患者に身近な医療機関（予定協力医療機関）が，患者からの申出を受け，前例を取り扱った臨床研究中核病院に対して申請（共同研究の申請）する。申請から原則2週間で臨床研究中核病院が判断し，受診できるようにする。前例がない診療については，臨床研究中核病院が患者からの申出を受け，国に対して申請する。申請から原則6週間で国が判断し，受診できるようにする。このとき，患者に身近な医療機関を最初から対応医療機関（協力医療機関）として申請（共同研究の申請）する場合は，その医療機関で受診できるようにする」とされた。

　同実施計画では「平成27年度措置（次期通常国会に関連法

案の提出を目指す)」とされ，国会での審議を経て 2015（平成27）年 5 月 27 日には「持続可能な医療保険制度を構築するための国民健康保険法等の一部を改正する法律」が成立し，改正法の第 63 条第 2 項第 4 号において「高度の医療技術を用いた療養であって，当該療養を受けようとする者の申出に基づき，前項の給付の対象とすべきものであるか否かについて，適正な医療の効率的な提供を図る観点から評価を行うことが必要な療養として厚生労働大臣が定めるもの（以下「患者申出療養」という）」と規定された。具体的には，同条第 4 項にて「第二項第四号の申出は，厚生労働大臣が定めるところにより，厚生労働大臣に対し，当該申出に係る療養を行う医療法第四条の三に規定する臨床研究中核病院（保険医療機関であるものに限る）の開設者の意見書その他必要な書類を添えて行うものとする」，同条第 5 項において「厚生労働大臣は，第二項第四号の申出を受けた場合は，当該申出について速やかに検討を加え，当該申出に係る療養が同号の評価を行うことが必要な療養と認められる場合には，当該療養を患者申出療養として定めるものとする」，同上第 6 項において「厚生労働大臣は，前項の規定により第二項第四号の申出に係る療養を患者申出療養として定めることとした場合には，その旨を当該申出を行った者に速やかに通知するものとする」などとされた。

3．制度運用の具体化

改正法の成立を受けて，厚生労働省の中央社会保険医療協議会（中医協）総会では，第 300 回総会（平成 27 年 7 月 8 日開

催）より患者申出療養の運用に関する具体的な議論が開始された（図2）。検討課題として厚生労働省からは「患者申出療養におけるインフォームド・コンセントの内容・手続等」「臨床研究中核病院及び特定機能病院の申出や相談の応需体制等」「実施可能な医療機関の考え方」「患者申出療養に関する会議の具体的な進め方」「有害事象発生時の対処方法」「実施計画対象外の患者からの申出に係る国の審査の在り方」「報告，情報公開の在り方」が論点として提示されるとともに，厚生労働省からは「患者申出療養は，保険収載を目指すことを前提としていることから，保険収載を目指さないものは患者申出療養の対象とはしないこととする」「保険収載を目指した実施計画を作成することが必要であることから，保険収載に向けたロードマップを申出に必要な意見書に含め，患者申出療養に関する会議で審議することとする」との考えが示された。

　中医協での議論の開始を受けて，がん患者団体から構成される一般社団法人全国がん患者団体連合会（全がん連）とJPAは，8月21日に厚生労働省において共同で記者会見を開催し，両団体それぞれから塩崎恭久厚生労働大臣と田辺国昭中医協会長などに対する「患者申出療養制度に関する意見書」が示された。全がん連の意見書では「海外で標準的に用いられている治療薬が日本でも早期に承認されること，いわゆるドラッグ・ラグの解消は，1日も早く有効な治療薬を求めるがん患者や家族の切なる声であり，がん患者団体はその解消を求める要望活動を行ってまいりました。しかし，新たな治療薬等については，科学的根拠に基づいた有効性や安全性の担保が不可欠です。また，日本のいわゆる国

患者申出療養制度への期待と課題 5

患者申出療養の創設

○ 国内未承認の医薬品等を迅速に保険外併用療養として使用したいという患者の思いに応えるため，**患者からの申出を起点とする新たな保険外併用療養の仕組みとして，患者申出療養を創設**（平成28年度から実施）

〈患者申出療養としては**初めての医療**を実施する場合〉

患者からの申出

- 医療法の臨床研究中核病院（※）又は患者申出療養の窓口機能を有する特定機能病院（全国86カ所）に申出
- 特定機能病院が患者の申出を受けた場合は，臨床研究中核病院に共同研究の実施を提案。

かかりつけ医等と相談

- かかりつけ医等と適宜連携
- 最初から協力医療機関としての申請も可能

※質の高い臨床研究を実施できる拠点として厚生労働大臣が個別に承認

患者申出療養の申請
（臨床研究中核病院が作成する書類を添えて行う）

- 臨床研究中核病院は，**特定機能病院やそれ以外の身近な医療機関を協力医療機関として申請が可能**

原則6週間

患者申出療養に関する会議による審議

- 安全性，有効性，実施計画の内容を審査
- 医学的判断が分かれるなど，6週間で判断できない場合は全体会議を開催して審議

患者申出療養の実施

- 申出を受けた**臨床研究中核病院又は特定機能病院に加え，患者に身近な医療機関において患者申出療養が開始**
- 対象となった医療及び当該医療を受けられる医療機関は国がホームページで公開する

〈既に患者申出療養として前例がある医療を**他の医療機関が実施する**場合（共同研究の申請）〉

患者からの申出

- **身近な医療機関**に申出

かかりつけ医等と相談

身近な医療機関（かかりつけ医も含む）が前例を取り扱った臨床研究中核病院に申請

患者申出療養の申請

前例を取り扱った臨床研究中核病院

- 臨床研究中核病院は国が示した考え方を参考に，患者に身近な医療機関の実施体制を個別に審査
- 臨床研究中核病院の判断後，速やかに地方厚生局に届出

原則2週間

身近な医療機関で患者申出療養の実施

既に実施している医療機関

協力医療機関として追加

出典：中央社会保険医療協議会第300回総会資料

図2 患者申出療養の創設

民皆保険制度は，がん患者や家族が安心して保険診療に基づくがん治療を受けるための命綱です」としたうえで，「科学的根拠に基づいた有効性と安全性が示された治療薬については，薬事承認と保険適用を速やかに認めること」「患者申出療養制度の導入が，いわゆる国民皆保険制度のなし崩し的な空洞化につながらないようにすること」「患者申出療養制度の導入にあたっては，対象となる治療薬等の有効性と安全性に十分配慮しつつ，患者が利用しやすい制度とすること」「患者申出療養制度の導入にかかわらず，科学的根拠に基づく有効性と安全性が担保された治療薬が，早期に使用できるための制度改正や救済策を検討すること」と要望した。

　JPA は，伊藤たてお代表理事が 5 月 21 日に開催された参議院厚生労働委員会の参考人質疑において意見陳述を行ったものの，「中央社会保険医療協議会総会において施行にむけての議論が始まりましたが，残念なことにスケジュールのなかには，私たち困難な病気と闘っている長期慢性疾患やがんの患者団体からの意見聴取は行う予定がないことがわかりました」としたうえで，「混合診療は原則禁止であり，保険外併用療養費制度は，例外的に混合診療を認める制度であること。患者申出療養は，あくまで例外的な制度で，混合診療の全面解禁は今後も行わないことを，あらためて明示してください」「患者申出療養の対象となる未承認薬や医療材料，医療技術は，申請時点では他に治療の選択肢がない場合に限るものとしてください」「患者申出療養制度の導入によって，先進医療の迅速な薬事承認，保険収載がすすむとする理由を，明瞭に示してください。そのための裏付けとなる人材確保

と施設整備など審査・相談体制の整備について大幅な予算確保を行ってください。また，保険収載までの間にかかる高額の患者負担について，人道的な配慮で患者負担を軽減するしくみをあわせて作ってください」「医師等の誘導ではなく患者の申出が担保されることが必要です。そのためのインフォームド・コンセントを医療現場で徹底することが施行の前提であることを明示してください」「申請から6週間で安全性，有効性が確認できるとする理由，根拠を明らかにしてください」などと要望した。

　これらの要望を受けて，9月9日に開催された第303回中医協総会において，JPAからは森幸子代表理事と水谷幸司事務局長，全がん連より筆者と松本陽子副理事長が出席して意見聴取が行われ，上記の要望書に基づいた意見が述べられた。これに対して，中医協の花井十伍委員（日本労働組合総連合会「患者本位の医療を確立する連絡会」委員）からは「2団体の意見，私と意見はほぼ一致していると思います。いわゆる皆保険制度が空洞化し，自己負担と自己責任が拡大するような制度だったらごめんだと，そういうふうに受けとりましたし，恐らくそうだろうと思います。意見としましては，しかも，この制度はつなぎとして，すなわち皆保険制度のつなぎとして活用できれば，いいものになると。しかし，そこの自己負担分は何とかならないと使えないという主張というふうに伺いました。自己負担分は，ここにメーカーの方もおられるかと思いますが，やはり，薬代ぐらいは出してくれるということが，業界にはお願いしたいところであります」との意見があった。

　中川俊男委員（日本医師会副会長）からは「6週間で本当に判

断できるのかと，期限を切って，無理して判断しないで十分確認するという作業もやるべきだということが１つ。それから，我々どうしても特別に認めた混合診療の対象にしたことで，ほっとするという傾向はなきにしもあらずでした。その場合でも，やはり，患者さんの自己負担の多さというのは，メーカーの負担があるとか，いろんな支援があるわけですけれども，それを差し引いても，やっぱり不安だと思います。その辺のところも，何とかいい方向性を見出したいなと思います」，白川修二委員（健康保険組合連合会専務理事）からは「有効性，安全性と言ってもこれについても患者側はなかなか判断できないと思われます。そのような意味では，インフォームド・コンセントを説明だけではなくて，きちんとマニュアル化して，担当する医師に納得するまで御説明いただくとか，何か仕組みをつくっていただかなければいけない」などの意見が出た。

４．制度の対象となる医療

　厚生労働省では中医協での議論などを踏まえ，2016（平成28）年３月４日に医政局長，医薬・生活衛生局長，保険局長からの通知「健康保険法及び高齢者の医療の確保に関する法律に規定する患者申出療養の実施上の留意事項及び申出等の取扱いについて」が発出された。同通知では，「患者申出療養に係る申出の対象となる医療技術の分類」として，「未承認等の医薬品，医療機器若しくは再生医療等製品（以下「医薬品等」という）の使用又は医薬品等の適応外使用を伴わない医療技術」「未承認等の医薬

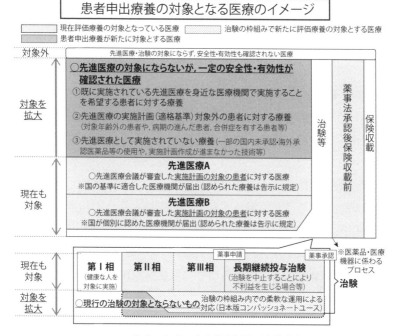

出典：出典：中央社会保険医療協議会第300回総会資料

図3 患者申出療養の対象となる医療のイメージ

品等の使用又は医薬品等の適応外使用を伴う医療技術」とされた（図3）。また，「臨床研究中核病院」や緊急時の対応が可能な体制，医療安全対策に必要な体制，倫理審査委員会による審査体制などを有する保険医療機関において実施することとするとともに，「人を対象とする医学系研究に関する倫理指針（再生医療等を提供する場合にあっては再生医療等の安全性の確保等に関する法律）」や医療技術の内容に応じた指針等に適合する実施体制を

有することとし，臨床研究のデータの信頼性確保のためにデータマネジメント体制や多施設共同研究として実施する場合には，それを実施可能とするモニタリング体制を確保することが求められた。

　「患者申出療養に係る患者からの相談の取扱い」については，「申出を行うに当たり，患者は必要に応じて，かかりつけ医等の保険医療機関の支援を受け，特定機能病院又は臨床研究中核病院に相談することができる。その際，患者が安全性・有効性等について理解・納得した上で申出が行われることが重要であり，臨床研究中核病院等はそうした観点から申出の支援を行うこと」として，臨床研究中核病院においては「患者申出療養に係る患者の相談について，専門的・総合的に対応することとし，申出の支援を行う際には，安全性・有効性等の科学的な根拠を用いた説明を行うこと。安全性・有効性等の科学的な根拠が不足している場合や患者に対して安全性上の問題等が懸念される場合などにより，申出に必要な意見書の作成が困難と考えられる場合には，患者にその旨を説明すること」，特定機能病院における相談窓口については「患者申出療養に係る相談に対応する窓口であることが分かりやすく掲示されていること」「患者申出療養に係る医学的な相談への対応とともに，その他関係する相談にも総合的に対応できること」とされた。

　また，「患者申出療養の実施の適否については，患者申出療養評価会議を開催して審議を行い，患者申出療養評価会議において実施が承認されたものを告示するものとする」とされ，「厚生労働大臣は，患者申出療養評価会議の審議結果について，意見書を

作成した臨床研究中核病院に通知するものとするとともに，当該臨床研究中核病院は速やかにその旨（承認されなかった場合にあっては，その理由を含む）について申出を行った患者に通知すること」「告示は，厚生労働大臣が申出を受理した日から起算して原則6週間以内に適用するものとする。申出を受理した日から起算して6週間以内に告示を適用することができない場合には，その理由を厚生労働省において公開するものとする」とされた。

同評価会議は，患者から申出が行われた医療技術について「当該医療技術の有効性，安全性等の技術的妥当性及び試験実施計画等の妥当性」「当該医療技術の有効性，安全性等を踏まえた保険給付との併用の適否」「当該医療技術を実施可能な保険医療機関の考え方」などを検討することとされた。同評価会議はJPAと全がん連からの代表者を含む，先進的な医療に係る学識経験を有し，かつ，保険診療に精通した者などから構成され，筆者も現在，評価会議の構成員である（表1）。

5．患者申出療養評価会議

ここまでのプロセスを概観すると，規制改革会議での混合診療解禁に関する議論を起点として，一定のルールに基づき患者が自己の選択によって保険診療と併せて受ける保険外診療が提案され，規制改革実施計画において申請から原則6週間で国が判断するスキームが閣議決定された。その一方で，日本医師会や複数の患者団体などからは，混合診療の原則禁止を堅持することや，有効性と安全性が示されたものは薬事承認と保険適用を速やかに認

表1　患者申出療養評価会議構成員

患者申出療養評価会議 構成員

```
患 － 1 － 1
28．4．14
```

平成 28 年 4 月 14 日

氏　名	役　職	分　野
天野慎介	一般社団法人 全国がん患者団体連合会 理事長	一般
○ 五十嵐隆	国立研究開発法人 国立成育医療研究センター 理事長	小児科
石川広己	公益社団法人 日本医師会 常任理事	小児科
一色高明	上尾中央総合病院 心臓血管センター 特任副院長・循環器内科 科長	循環器内科
上村尚人	大分大学医学部 臨床薬理学講座 教授	臨床薬理・生物統計
新谷　歩	大阪大学大学院医学系研究科 臨床統計学講座 教授	統計
大門貴志	兵庫医科大学医学部 医療統計学 教授	生物統計
田島優子	さわやか法律事務所 弁護士	倫理
田代志門	国立がん研究センター 社会と健康研究センター生命倫理研究室長	倫理
寺田智祐	滋賀医科大学医学部附属病院 薬剤部 薬剤部長	薬学
手良向聡	京都府立医科大学生物統計学教室 教授	生物統計
直江知樹	国立病院機構 名古屋医療センター 院長	血液内科
成川　衛	北里大学大学院薬学研究科 医薬開発学 教授	薬学
原田久生	一般社団法人 日本難病・疾病団体協議会 理事	一般
◎ 福井次矢	聖路加国際病院 院長	総合内科
松井健志	国立研究開発法人 国立循環器病研究センター医学倫理研究部倫理研究室 室長	生命倫理
山口俊晴	公益財団法人 がん研究会有明病院 院長	消化器外科
山崎　力	東京大学医学部附属病院 臨床研究支援センター センター長	臨床研究・倫理

◎ 座長　○座長代理

出典：第 1 回 患者申出療養評価会議

めること，患者の費用負担や患者説明への配慮を求める要望が出された。これらを受ける形で中医協において制度と運用が検討された結果，一定の安全性・有効性等が確認されたものを対象とし，その保険収載を目指した実施計画を作成して臨床試験を実施して評価する制度となったのが患者申出療養である。様々な意見を受けて，最大公約数となる制度を構築した厚生労働省の苦労が窺えるが，一方で最大公約数を求めたゆえの苦労が，患者申出療養評価会議においても議論されることとなった。

　第1回評価会議は2016（平成28）年4月14日，第2回評価会議は6月13日に開催され，実際の申請を受けるにあたっての運用とプロセスなどが厚生労働省より示され議論された。「申出を受理した日から告示までは原則6週間以内」とはなったものの，臨床試験として実施するにあたり必要な実施計画などを策定することにより，「申出を行う」までに要する期間が長くなることが想定された。第1回評価会議において山崎力構成員（東京大学医学部附属病院臨床研究支援センターセンター長）からは「普通に考えて，デザインを考えてやり始めるところまでは，どんなに頑張っても半年から1年は絶対かかるというのが，私ども，常にGCP準拠の臨床研究をやっている身での実感でございます。1日も早く患者様へ医療を届けたいという思いでの法制度で，非常に立派な法をつくっていただいたと思うのですけれども，その点でどうしても時間がかかるというのは否めないのが現状ではあるというのが私の感想でございます」との意見があった。

　また，臨床試験として実施計画を策定し試験を行うにあたり，相当程度の費用がかかることが想定された。第2回評価会議にお

いて山崎構成員からは「プロトコルの作成費用。臨床研究ですからモニター監査をしなければいけません」，上村尚人構成員（大分大学医学部臨床薬理学講座教授）からは「普通に医師主導治験のような形でプロトコルをつくって，モニタリングして。治験の場合は少し基準が違いますので，費用も変わってくると思いますけれども，一般的には2,000万円弱ぐらいを使っているケースが多いのではないか。もしアウトソーシングということで，データベース等も作成するとか，そういったものを含めるとその程度ぐらいになっている現状があるのではないですか。インハウスでやれればいいのですけれども，例えばCRCに外注とかいったら，コンタ1個でも150万円，モニタリングを数百万円というのが一般的に請求されていると思いますので，とても数百万円という単位では想像しがたいぐらい。もちろん公的な意味もありますので，中核病院のほうでいろいろな工夫をしていただいて，プロトコルの作成の費用とかモニタリングとか，安くするすべはあると思いますけれども，仮に全てアウトソーシングという形をとると，かなりの費用がかかるのではないかと想像します」との意見があった。

　また，患者申出療養への患者のアクセスに関しては，構成員である筆者より「患者の立場からいたしますと，未承認薬にアクセスするルートとして，ほかにも例えば先進医療であるとか拡大治験があるということを前回御説明いただいたと思います。先日，大学病院を受診していた，あるがん患者さんが，主治医に拡大治験で未承認薬を使用できないかと確認したところ，残念ながら主治医の先生がまず拡大治験の存在を知らないということがありま

した。次に，患者さんが未承認薬についてPMDAのホームページで確認すると，主たる治験情報リストには掲載されている未承認薬だったわけですが，主治医の先生と相談しても，必ずしもどこにどうアクセスしたらいいのか，よくわからないということで，もうそこでとまってしまっていたということがあると聞いています」との指摘をした。これは，患者申出療養による患者のアクセスに加えて，先進医療や拡大治験（人道的見地から実施される治験）によるアクセスなどもある中で，医療やその制度に詳しくない患者の立場に配慮した情報提供や相談対応を求めたものである。

　これらの議論を経て，第3回評価会議では患者申出療養の1件目となる技術として申出のあった，「パクリタキセル腹腔内投与及び静脈内投与並びにS-1内服併用療法」が審査され承認された。適応症等は「腹膜播種陽性または腹腔細胞診陽性の胃癌」，臨床研究中核病院は東京大学医学部附属病院，保険給付されない費用（患者申出療養に係る費用）は44万6千円（平均的な投与回数である24回投与の場合），保険給付される費用（保険外併用療養費に係る保険者負担）は103万3千円，保険外併用療養費分に係る一部負担金は44万4千円とされた。本件に関しては既に先進医療として実施されてきたことから，前述の議論にもなった申出に至る期間や実施計画の策定に係る費用が比較的低く抑えられることに繋がっている。

　また，先進医療として実施されてきた技術が患者申出療養の申出に繋がった経緯としては，審査の主担当となった山口俊晴構成員（公益財団法人がん研究会有明病院院長）より，「今回，P1（注・

第Ⅰ相試験）に関する先進医療の臨床試験の結果が出ましたけれども，結論から言えば，有意な差は認められないということでございます。しかし，先進医療が行われたときに，最初に対照群に割り付けられた患者さんがどうしてもこの治療を受けたいということで，対照群で腹腔内投与を行った例が6例ありました。その中の4例ぐらいは結構長生きされています。研究の質としてはよろしくないのですけれども，患者さんの病態から考えたら，それを拒否することはできないということで，ある程度の数，入らざるを得ないわけです。それを対照群として全体として解析すると，有意な差は出ないのですけれども，それを除外するとしたら有意な差が出るということです。それから，10ページとか9ページを見ていただきますと，A群というのが腹腔内投与の試験群ですけれども，これを見ると従来に比べたら長生きしている例が出てきて，絶望的な状況にある患者さんにとっては，こういうデータを見るとなかなか魅力的で，患者申出療養をやりたいという方が出ることも無理からぬことかなと思います。科学的には有効性が証明されたわけではないということも事実です」との指摘があった。

6．制度の運用開始と課題

　第1件目の承認を経て2件目以降は，重症心不全を対象とする「耳介後部コネクターを用いた植込み型補助人工心臓による療法」，難治性天疱瘡を対象とする「リツキシマブ静脈内投与療法」，髄芽腫等を対象とする「チオテパ等の静脈内投与と自家末

梢血幹細胞移植術の併用療法」がそれぞれ承認されているものの，拡大治験は 13 件が実施されているのに対して，患者申出療養は 4 件にとどまっている（表 2）。これについて，2017（平成 29）年 11 月 6 日に開催された規制改革推進会議医療・介護WG に提示された厚生労働省による資料「患者申出療養制度の現状について」では，実施件数が少ないことを認めた上で，「本制度は原則 6 週間以内の迅速な審査と謳っているが，医師による計画書の作成等にかかる作業の負担が大きいことなどにより，申請以前の準備に長期間を要するのではないか」「患者の費用負担が重いのではないか」との課題が指摘されているとされている。

　同資料では 2017（平成 29）年 7 月末までとして，特定機能病院等への患者からの相談件数が 78 件あり，そのうち「具体的な技術に関する相談ではなかったもの」として 26 件，「一度相談があったが，その後，現在までに相談がないもの」として 13 件の合計 39 件を除外した残りの 39 件に関して，「医療機関等において患者申出療養として実施困難と判断したもの」が 16 件，「拡大治験等の治験，先進医療等，他の臨床試験への参加」が 11 件，「既承認の患者申出療養に参加」が 4 件，「相談継続中」が 4 件，「患者申出療養として実施」が 4 件，患者申出療養を受けた患者数の合計は 142 人であるとされている。「医療機関等において患者申出療養として実施困難と判断したもの」を除くと，「拡大治験等の治験，先進医療等，他の臨床試験への参加」が多い状況にあることがわかる。また，「実施困難と判断された」理由としては，「患者の状態からは適応外」「ヒトでの効果が未確認」「有効性に関する科学的根拠無し」「薬剤入手が困難」「費用面から患者自身が断

表2 拡大治験及び患者申出療養の実施状況

人道的見地から実施される治験及び患者申出療養の実施状況
（平成29年9月末時点）

人道的見地から実施される治験		治験薬名（商品名）	対象疾患	治験届出者	実施予定期間	保険承認日
	1	ブリズバインド（イダルシズマブ）	ダビガトランが投与された患者の一部	日本ベーリンガーインゲルハイム株式会社	H28.6.1〜	H28.9.26
	2	クリゾチニブ（ザーコリ）	ROS1陽性の非小細胞肺癌	ファイザー株式会社	H28.7.11〜	H29.5.18
	3	エロツズマブ（エムプリシティ）	多発性骨髄腫	ブリストル・マイヤーズスクイブ株式会社	H28.9.1〜	H28.9.28
	4	ペムブロリズマブ（キイトルーダ）	尿路上皮膀胱がん	中外製薬株式会社	H28.10.6〜	実施中
	5	ニボルマブ（オプジーボ）	プラチナ抵抗性の再発又は転移性頭頸部扁平上皮がん	小野薬品工業株式会社	H28.10.6〜	H29.3.24
	6	ベバシズマブ（アバスチン）	悪性胸膜中皮腫	中外製薬株式会社	H28.11.16〜	実施中
	7	Olaparib（Lynparza）	BRCA遺伝子変異を有する進行又は再発卵巣癌	アストロゼネカ株式会社	H29.2.15〜	実施中
	8	レゴラフェニブ（スチバーガ）	肝細胞癌	バイエル薬品株式会社	H29.3.1〜	H29.6.26
	9	ニボルマブ（オプジーボ）	標準治療が不応又は不耐の切除不能な進行又は再発胃がん（食道胃接合部がんを含む）	小野薬品工業株式会社	H29.3.3〜	H29.9.22
	10	Daratumumab（DARZALEX）	再発又は難治の多発性骨髄腫	ヤンセンファーマ株式会社	H29.6.7〜	実施中

11	チオテパ (DSP-1958)	小児固形腫瘍・小児脳腫瘍及び悪性リンパ腫	大日本住友製薬	H29.9.1～	実施中
12	レンバチニブ（レンビマ）	肝細胞癌	エーザイ株式会社	H29.9.1～	実施中
13	Blinatumomab (AMG 103)	B前駆細胞性急性リンパ性白血病	アステラス・アムジェン・バイオファーマ株式会社	H29.10.1～	実施中

患者申出療養	技術名	対象疾患	臨床研究中核病院	予定症例数	申出受理日	承認日
1	パクリタキセル腹腔内・静脈内投与とS-1内服の併用療法	腹膜播種又は進行性胃がん	東京大学医学部附属病院	121例	H28.9.7	H28.10.14（37日）
2	耳介後部コネクターを用いた植込み型補助人工心臓による療法	重症心不全	大阪大学医学部附属病院	6例	H29.1.23	H29.3.3（39日）
3	リツキシマブ静脈内投与療法	難治性天疱瘡	慶應義塾大学病院	10例	H29.3.21	H29.5.2（42日）
4	チオテパ等の静脈内投与と自家末梢血幹細胞移植術の併用療法	髄芽腫等	名古屋大学医学部附属病院	5例	H29.3.21	H29.5.2（42日）

出典：規制改革会議医療・介護 WG 資料

念」「当該施設での実施体制の整備が困難」との理由がそれぞれ示されている（表3・表4）。

「患者の費用負担」に関する指摘に対して，厚生労働省は「患者申出療養は，患者の申出を起点として，保険診療と保険外（臨床研究）の組み合わせで実施するものであることから，保険外部分の費用は，患者負担（医療保険以外の負担）となるのが前提」であるとし，「準備期間」に関する指摘に対しては，「患者申出療養は臨床研究として，一定の安全性・有効性を確認する必要があるため，臨床研究中核病院において研究計画書の作成，倫理委員会における審議・承認が必要」とした上で，「厚生労働省としては，これまで，申請にかかる負担を軽減するため，臨床研究計画書のひな型を医療機関に提供するなどの支援をしている。さらなる支援策についても検討していく」としている。

加えて，制度の運用が始まったがゆえの課題も出てきている。2017（平成29）年4月13日に開催された第4回評価会議にて，東京大学医学部附属病院で実施されていた「パクリタキセル腹腔内投与及び静脈内投与並びにS-1内服併用療法」に関して，登録症例数の100例から121例に変更するとの「試験実施計画の変更」が申請された。変更の理由は「多施設共同試験として実施していることから，予定症例数の100例が本登録された時点で，既に説明，同意取得や仮登録が行われていた症例があり，個々の症例に対する対応について検討した結果，21例を追加登録の対象とする方針となったため」とされた。

21例については既に同意取得などが行われていることから，変更申請は評価会議で認められたものの，山口構成員からは「こ

126

患者申出療養制度への期待と課題　5

表3　医療機関等において患者申出療養として実施困難と判断した事例

（参考）医療機関等において患者申出療養として実施困難と判断した事例（16件）

	医療技術名 （対象疾患）	経過等	
①	自家嗅粘膜移植による損傷脊髄機能の再生治療（頸髄損傷）	治療を行うにあたり，患者の状態からは，安全性や有効性等に疑義があること（症状が改善しない可能性）から，申出療養での実施は困難と判断。先進医療で実施中の技術であるが，当該患者は適応外。	患者の状態からは適応外
②	ラジオ波焼灼術（腎細胞癌の多発転移）	相談を受けた臨床研究中核病院としては，患者の状態からは十分な有効性等が期待出来ないと判断し，見送り。	
③	イソプロテレノール（β刺激薬）投与（アルツハイマー型認知症）	当該治療薬は国内で承認されている薬剤であるが，当該疾患に対する効果は細胞，動物レベルで確認されたのみであり，ヒトでの効果が全く確認されていないことから，患者申出療養での実施は困難と判断。("Toxic tau oligomer formation blocked by capping of cysteine residues with 1,2-dihydroxybenzene groups". *Nature Communications*, 2015)	
④	ペランパネル（抗てんかん薬）投与（筋萎縮性側索硬化症）	当該治療薬は国内で承認されている薬剤であるが，当該疾患に対する効果は細胞，動物レベルで確認されたのみであり，ヒトでの効果が確認されていないことから，患者申出療養での実施は困難と判断。("The AMPA receptor antagonist perampanel robustly rescues amyotrophic lateral sclerosis (ALS) pathology in sporadic ALS model mice." *Scientific Reports*, 2016)	ヒトでの効果が未確認
⑤	メラトニン投与（認知症）	メラトニンは現時点で医薬品として承認されているものは存在せず，動物モデルにおける使用経験はあるものの，ヒトに対する効果が確認されていないことから，患者申出療養として実施困難と判断。("Effect of Melatonin and Resveratrol against Memory Impairment and Hippocampal Damage in a Rat Model of Vascular Dementia."*Neuroimmunomodulation*, 2017)	

⑥	ニボルマブ投与（卵巣癌脳転移）	現時点では当該疾患に対する有効性の科学的根拠がないことから，患者申出療養の対象とはならないと判断。	有効性に関する科学的根拠無し
⑦	NC-6004 ナノプラチン治療（膵臓癌）	ナノプラチンの治験が国内で実施中。企業に確認したところ，拡大治験は予定していない。患者申出療養としての実施を検討したが，企業からの薬剤入手が困難であり，実施困難と判断。	薬剤入手が困難

出典：規制改革会議医療・介護 WG 資料

表4　医療機関等において患者申出療養として実施困難と判断した事例

（参考）医療機関等において患者申出療養として実施困難と判断した事例（16 件）			
	医療技術名（対象疾患）	経過等	
⑧	スニチニブ（抗がん剤）投与（悪性褐色細胞腫）	本疾患に対する当該治療は以前，国内で医師主導臨床試験が実施されていた。本制度では自費診療部分（薬剤費用等）は患者負担となり，高額な負担が予想されることから患者自身が断念。	
⑨	経皮的ラジオ波凝固固定法（左大腿骨骨腫瘍）	本制度では自費診療部分（薬剤費用等）は患者負担となり，高額な負担が予想されることから患者自身が断念。	費用面から患者自身が断念
⑩	ニボルマブ投与（頭頸部癌 stage IVA）		
⑪	リツキシマブ投与（CIDP：慢性炎症性脱髄性多発神経炎）	海外・国内とも当該疾患に対する本治療の適応は無く，治験実施もなし。スペインで CIDP に対して当該治療を実施し，有効例を認めたとの報告あり（4 例中 2 例が著明に改善）。高額な負担が予想されることから患者自身が断念。("Rituximab in treatment-resistant CIDP with antibodies against paranodal proteins."*Neurol Neuroimmunol Neuroinflamm.*, 2015)	

⑫	腹腔内温熱化学療法（腹膜偽粘液腫）	腹膜偽粘液腫に対する当該治療は先進医療として実施していたが，当該技術は医療機関の人的負担等が非常に大きく，患者申出療養として臨床研究を継続することは困難と判断した。	当該施設での実施体制の整備が困難
⑬	腹腔内温熱化学療法（大腸癌）		
⑭	脳神経再生治療の治験（脳出血後）	他医療機関で治験を実施中。相談を受けた医療機関では実施体制が整っておらず，実施医療機関への相談を勧めた。	
⑮	骨髄間葉系幹細胞の静脈内投与（脊髄損傷）		
⑯	培養幹細胞（Nurown）移植術（筋萎縮性側索硬化症）	米国で第Ⅱ相試験が終了したもの。当該治療の実施にあたっては「再生医療等安全性確保法」に適合する医療機関または企業の工場において細胞の加工・保存を行う必要があり，さらに，幹細胞の海外への輸送等の問題もあり，医療機関として実施体制の整備が難しいと判断した。	

出典：規制改革会議医療・介護 WG 資料

れが 80 例で終わるとちょっと困ると思うのですけれども，20例ふえても，ちゃんとしたクオリティーで行われることにより質が上がるのではないでしょうか。こういう現象は今後も多分起きると思うのです。そのときに 2 割ぐらいまでは認めるかどうかという議論ですが，そこは私は認めてあげてもいいのではないかと思います。でないと，どこかで急に締め切るというのは，この制度の趣旨からすると非常に厳しい状況です」との意見があり，これに対して大門貴志構成員（兵庫医科大学医学部医療統計学教授）からは「統計家の立場でいくと多ければ多いほうがいいということになるのですけれども，患者さんのために有害であるかもしれないような治療を必要以上の数の患者さんにしてしまってい

いのかとか，費用の面とか，倫理面なども考えまして，必要最低
ということで計算して進めているところです」との意見があっ
た。すなわち「困難な病気と闘う患者の思いに応えると同時に，
一定のエビデンスの水準を保つための症例を集積するという臨床
研究としての妥当性も考慮し，両者のバランスをどのようにとっ
ていくのか」（厚生労働省医療課企画官）という点については，
今後も事例ごとに議論となることが予想されよう。

（編集部注：本稿は「医療と社会」Vol.28 No.1 (2018) 初出論文を，編集部が一部
体裁を整えたうえで全文掲載しています）

6

臨床研究法について

福田　亮介

厚生労働省医政局研究開発振興課 課長補佐
（現 ハーバード公衆衛生大学院修士課程）

1．はじめに

2017 年 4 月，臨床研究法（以下「法」という）が公布され，2018 年 4 月 1 日から施行される。本稿では，臨床研究について，法規制がされることとなった背景・経緯を含め法及び臨床研究法施行規則（以下「規則」という）等の主な内容について概説する。

2．臨床研究における法規制に至るまでの経緯

2012（平成 24）年，本邦においてノバルティス社の高血圧症治療薬，ディオバンに関する臨床研究事案について，当該研究に関わらない外部の者による疑義等に端を発し，世界的に権威のある医学雑誌から相次いで関係論文が撤回，研究データの人為的な操作による事実と異なる結論の判明といった臨床研究の質に関す

る問題が，複数の大学において明らかになった。また，ノバルティス社の元社員によるこれらの臨床研究の統計解析作業業務への関与及び利益相反に関する透明性が確保されていないなどの問題も明らかになった事案が生じた。これを受けて，「高血圧症治療薬の臨床研究事案に関する検討委員会」が設置され，本検討会において，関係者に対するヒアリングや関係資料の精査を含めた調査等を通じ，事実関係や再発防止策等が検討された。その結果，本検討会中間とりまとめ及び報告書において，臨床研究の質の担保及び被験者保護などに研究者の利益相反管理，研究支援に係る製薬企業の透明性確保等の観点から，これらを担保するための法制度の必要性について，国は，2014（平成26）年秋を目処に検討を進めることを提案した。

　これを受け，厚生労働省は「臨床研究の制度の在り方に関する検討会」を2014年4月に立ち上げ，同年11月までの間，海外制度調査研究班研究代表者，日本学術会議関係者等をはじめ，多くの関係者からのヒアリングを含め検討を行った。同検討会報告書においては，臨床研究に関する信頼回復のためには倫理指針の遵守だけでは十分とは言えないとし，法規制による研究の萎縮を防止することについても指摘しながら，欧米の規制を参考に一定の範囲の臨床研究について法規制が必要との結論に至った。法は，同検討会報告書にある法規制の範囲をはじめ，具体的な規制や対策の内容（倫理審査委員会，臨床研究に関する情報の公開，実施基準について等）を踏まえ起草されたものであり，国会での審議を経て2017（平成29）年4月，成立した。また，法概要と合わせて後述する規則については，2016（平成28）年8月より厚生科学審議会臨床研究部会において，計6回にわたり議論が行われ，

パブリックコメントを経て同部会へ諮問答申の後，2018（平成30）年2月末日に公布されたものである。

3. 臨床研究法について

1）概要（図1）

　法は，臨床研究の実施の手続，認定臨床研究審査委員会による審査意見業務の適切な実施のための措置，臨床研究に関する資金等の提供に関する情報の公表の制度等を定めることにより，臨床研究の対象者をはじめとする国民の臨床研究に対する信頼の確保を図ることを通じてその実施を推進し，もって保健衛生の向上に寄与することを目的としたものである。

　法に定める臨床研究を実施する場合，研究者責任医師，研究分担医師は臨床研究実施基準（研究計画書の作成，利益相反管理，疾病等発生時の対応等，認定臨床研究審査委員会へ意見の聴取等について規定。詳細後述）を遵守して研究を実施しなければならない。研究責任者は，規則に規定される様式により，特定臨床研究の実施に際しては，特定臨床研究の実施に関する計画（以下「実施計画」という）を厚生労働大臣に提出しなければならず，特定臨床研究に起因すると疑われる疾病等が発生した場合，認定臨床研究審査委員会に報告して意見を聴くとともに，厚生労働大臣にも報告することが義務付けられている。法に基づく緊急命令等を講じることができることも法の特記すべき事項であり，実施基準に違反していることが認められるとき厚生労働大臣は，特定臨床研究を実施する者に対し，改善，停止を命ずることができる。対象となる臨床研究について研究者の義務違反があった場合の罰則

規定もあるが，臨床研究に係る制度の在り方に関する報告書にもあるとおり，まずは行政指導や改善命令等による是正を促した上で，なお改善が図られない場合に罰則を適用することが原則である。

　また，医薬品等製造販売業者等に対して，当該医薬品等製造販売業者等の医薬品等の臨床研究に資金を提供する際に講ずべき措置を義務付けている。医薬品等製造販売業者またはその特殊関係者に対し，当該研究資金等の額及び内容等を定める契約を締結すること，金銭その他の利益の提供に関する情報であって，その透明性を確保することが特定臨床研究に対する国民の信頼の確保に資する情報について，インターネット等により公表しなければならないとしている。厚生労働大臣は，医薬品等製造販売業者等に対しても，規定に従い契約締結すべきこと又は情報を公表すべきことを勧告することができ，これに従わなかった場合にはこれを公表することができる。

2）臨床研究の定義，範囲

　法において臨床研究とは，「医薬品等を人に対して用いることにより，当該医薬品等の有効性又は安全性を明らかにする研究」をいう。このうち，以下のいずれかに該当するものを特定臨床研究という。

・「医薬品，医療機器等の品質，有効性及び安全性の確保等に関する法律」における未承認あるいは適応外の医薬品等（医薬品，医療機器，再生医療等製品）を用いて，その有効性または安全性を明らかにする研究（臨床研究）

・医薬品等製造販売業者またはその特殊関係者から資金の提供

臨床研究法について　6

臨床研究法の概要

　臨床研究の実施の手続，認定臨床研究審査委員会による審査意見業務の適切な実施のための措置，臨床研究に関する資金等の提供に関する情報の公表の制度等を定めることにより，臨床研究の対象者をはじめとする国民の臨床研究に対する信頼の確保を図ることを通じてその実施を推進し，もって保健衛生の向上に寄与することを目的とする。

臨床研究法の内容

1．臨床研究の実施に関する手続
(1) 特定臨床研究（※）の実施に係る措置
　① 以下の特定臨床研究を実施する者に対して，モニタリング・監査の実施，利益相反の管理等の実施基準の遵守及びインフォームド・コンセントの取得，個人情報の保護，記録の保存等を義務付け。
　　※ 特定臨床研究とは
　　・薬機法における未承認・適応外の医薬品等の臨床研究
　　・製薬企業等から資金提供を受けて実施される当該製薬企業等の医薬品等の臨床研究
　② 特定臨床研究を実施する者に対して，実施計画による実施の適否等について，厚生労働大臣の認定を受けた認定臨床研究審査委員会の意見を聴いた上で，厚生労働大臣に提出することを義務付け。
　③ 特定臨床研究以外の臨床研究を実施する者に対して，①の実施基準等の遵守及び②の認定臨床研究審査委員会への意見聴取に努めることを義務付け。
(2) 重篤な疾病等が発生した場合の報告
　特定臨床研究を実施する者に対して，特定臨床研究に起因すると疑われる疾病等が発生した場合，認定臨床研究審査委員会に報告して意見を聴くとともに，厚生労働大臣にも報告することを義務付け。
(3) 実施基準違反に対する指導・監督
　① 厚生労働大臣は改善命令を行い，これに従わない場合には特定臨床研究の停止等を命じることができる。
　② 厚生労働大臣は，保健衛生上の危害の発生・拡大防止のために必要な場合には，改善命令を経ることなく特定臨床研究の停止等を命じることができる。
2．製薬企業等の講ずべき措置
　① 製薬企業等に対して，当該製薬企業等の医薬品等の臨床研究に対して資金を提供する際の契約の締結を義務付け。
　② 製薬企業等に対して，当該製薬企業等の医薬品等の臨床研究に関する資金提供の情報等（※詳細は厚生労働省令で規定）の公表を義務付け。

施行期日

公布の日から起算して1年を超えない範囲内において政令で定める日

第1回臨床研究法資料より抜粋

図1　臨床研究法の概要

を受けて実施される臨床研究

ここでいう「医薬品等を人に対して用いる」とは，医薬品，医療機器又は再生医療等製品を人に対して投与又は使用する行為のうち，医行為に該当するものを行うことを指す。当然ながら研究ではなく一般の医療として行われる行為については，法の適用範囲外である。また，医薬品の投与等を行う研究であっても下記研究については，法の適用範囲外である。

・ 研究の目的で検査，投薬その他の診断又は治療のための医療行為の有無及び程度を制御することなく，患者のために最も適切な医療を提供した結果としての診療情報又は試料を利用する研究（いわゆる「観察研究」）
・ 治験（治験届けが必要なもの，治験届けが不要なもの）
・ 医薬品，医療機器，再生医療等製品の製造販売後調査等であって，再審査，再評価，使用成績評価に係るもの
・ 医療機器の認証に係る基準適合性に関する情報の収集のために行う試験（JIS 規格に規定するものに限る）
・ 手術・手技に関する臨床研究

3）臨床研究実施基準

臨床研究を実施するに当たっては，臨床研究実施基準に従うことが求められている。臨床研究実施基準は主に，下記の事項について定めたものである。

(1) 基本理念

臨床研究の対象者の生命，健康及び人権を尊重し，下記に記す事項を基本理念として実施しなければならない。具体的に掲げる

基本理念は下記の通りである。

- 社会的及び学術的意義を有する臨床研究を実施すること
- 臨床研究の分野の特性に応じた科学的合理性を確保すること
- 臨床研究により得られる利益及び臨床研究の対象者への負担その他の不利益を比較考量すること
- 独立した公正な立場における審査意見業務を行う認定臨床研究審査委員会の審査を受けていること
- 臨床研究の対象者への事前の十分な説明を行うとともに，自由な意思に基づく同意を得ること
- 社会的に特別な配慮を必要とする者について，必要かつ適切な措置を講ずること
- 臨床研究に利用する個人情報を適正に管理すること
- 臨床研究の質及び透明性を確保すること

(2) 研究責任医師等の責務

　法において，法に規定する臨床研究を実施する者で，実施医療機関において臨床研究に係る業務を統括する医師又は歯科医師を研究責任医師とし，実施医療機関において研究責任医師の指導の下に臨床研究に係る業務を分担する医師又は歯科医師を研究分担医師としている。また，多施設共同研究を実施する際には，実施する臨床研究に係る業務を代表するため，研究責任医師の中から代表責任医師を選定しなければならない。

　研究責任医師等は，臨床研究を実施するにあたり，下記に掲げる責務を負う。

- 研究責任医師及び研究分担医師は，臨床研究の対象となる疾患及び当該疾患に関連する分野について，十分な科学的知見

並びに医療に関する経験及び知識を有し，臨床研究に関する倫理に配慮して当該臨床研究を適正に実施するための十分な教育及び訓練を受けていなければならないこと。

・ 研究責任医師は，臨床研究を実施する場合には，その安全性及び妥当性について，科学的文献その他の関連する情報又は十分な実験の結果に基づき，倫理的及び科学的観点から十分検討しなければならないこと。

・ 研究責任医師及び研究分担医師は，規則及び研究計画書に基づき臨床研究を行わなければならないこと。

・ 研究責任医師は，臨床研究が規則及び研究計画書に従い，適正に実施されていることを随時確認するとともに，必要に応じて，臨床研究の中止又は研究計画書の変更その他の臨床研究の適正な実施を確保するために必要な措置を講じなければならないこと。

・ 研究責任医師は，臨床研究に関する業務の一部を委託する場合には，委託を受けた者が遵守すべき事項について，委託契約の内容を確認するとともに，委託を受けた者に対する必要かつ適切な監督を行わなければならないこと。

(3) 実施医療機関の管理者等の責務

実施医療機関の管理者は，臨床研究が規則及び研究計画書に従い，適正に実施されていることを随時確認するとともに，必要に応じて，臨床研究の適正な実施を確保するために必要な措置をとらなければならない。そのための資料提出など必要な協力を研究責任医師に対し求めることができる。

⑷　疾病等発生時の対応等

　研究責任医師は，研究計画書ごとに，当該研究計画書に基づく臨床研究の実施に起因するものと疑われる疾病等が発生した場合の対応に関する手順書を作成し，当該手順書に沿った対応を行わなければならない。また，臨床研究の実施に起因するものと疑われる疾病等が発生した場合は，当該臨床研究の中止等必要な措置を講じなければならない。

⑸　研究計画書

　研究責任医師は，研究計画書を作成しなければならない。研究計画書に記載することが必要な事項は，図2のとおりである。

⑹　実施医療機関の構造設備

　研究責任医師は，臨床研究の内容に応じ，実施医療機関が救急医療に必要な施設又は設備を有していることを確認しなければならない。ただし，他の医療機関と連携することにより，臨床研究の対象者に救急医療を行うために必要な体制があらかじめ確保されている場合には，この限りでない。

⑺　臨床研究の実施状況の確認

①モニタリング

　研究責任医師は，研究計画書ごとにモニタリングに関する手順書を作成し，当該手順書及び研究計画書に定めるところにより，モニタリングを実施させなければならない。その際，モニタリングの対象となる臨床研究に従事する者に，当該者が直接担当する業務のモニタリングを行わせてはならない。モニタリングに従事

第十四条　研究責任医師は，次に掲げる事項を記載した研究計画書を作成しなければならない。

一　臨床研究の実施体制に関する事項
二　臨床研究の背景に関する事項（当該臨床研究に用いる医薬品等の概要に関する事項を含む）
三　臨床研究の目的に関する事項
四　臨床研究の内容に関する事項
五　臨床研究の対象者の選択及び除外並びに臨床研究の中止に関する基準
六　臨床研究の対象者に対する治療に関する事項
七　有効性の評価に関する事項
八　安全性の評価に関する事項
九　統計的な解析に関する事項
十　原資料等（臨床研究により得られたデータその他の記録であって，法第三十二条の規定により締結した契約の内容を含む。以下同じ）の閲覧に関する事項
十一　品質管理及び品質保証に関する事項
十二　倫理的な配慮に関する事項
十三　記録（データを含む）の取扱い及び保存に関する事項
十四　臨床研究の実施に係る金銭の支払及び補償に関する事項
十五　臨床研究に関する情報の公表に関する事項
十六　臨床研究の実施期間
十七　臨床研究の対象者に対する説明及びその同意（これらに用いる様式を含む）に関する事項
十八　前各号に掲げるもののほか，臨床研究の適正な実施のために必要な事項

図2　研究計画書記載項目

する者は，当該モニタリングの結果を研究責任医師に報告しなければならない。

　モニタリングの結果の報告を受けた研究責任医師は，臨床研究を多施設共同研究として実施する場合は，必要に応じ，当該報告の内容を研究代表医師に通知しなければならない。この場合において，当該研究代表医師は，当該通知の内容を他の研究責任医師に情報提供しなければならない。

②監査

　研究責任医師は，必要に応じて，研究計画書ごとに監査に関する手順書を作成し，当該手順書及び研究計画書に定めるところにより，監査を実施させなければならない。その際，監査の対象となる臨床研究に従事する者及びそのモニタリングに従事する者に，監査を行わせてはならない。

(8) 利益相反管理計画の作成

　利益相反とは，外部との経済的な利益関係等によって，公正かつ適正な判断が損なわれる，又は損なわれるのではないかと第三者から懸念が表明されかねない事態をいう。過去に発生した臨床研究の不適正事案を受けて，臨床研究の公正性，信頼性を確保するためには，利害関係が想定される医薬品等製造販売業者等の関与（利益相反）について，適正に対応する必要があることから，法では利益相反管理について必要な手続を定めている。

　具体的な流れについては，図3のとおりである。研究責任医師は，次に掲げる関与についての適切な取扱いの基準（以下「利益相反管理基準」という）を定めなければならない。

　・　当該研究責任医師が実施する臨床研究に対する医薬品等製造

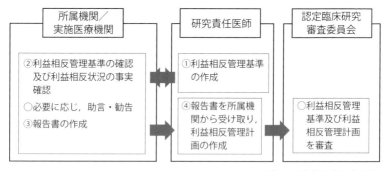

※第5回臨床研究部会資料

①研究責任医師または研究代表医師は，当該臨床研究の利益相反管理基準を作成し，当該臨床研究に関わる企業を確認する。
②研究責任医師・研究分担医師等は，当該臨床研究に関わる企業との利益相反状況を確認し，所属機関が事実確認する。
③所属機関は，確認内容を研究責任医師へ報告する。
④研究責任医師または研究代表医師は，所属機関の報告を確認し，当該研究の利益相反管理計画を作成し，当該研究の利益相反管理基準とともに認定臨床研究審査委員会に申請する。

第6回臨床研究部会資料より抜粋して改変

図3　利益相反管理について

販売業者等による研究資金等の提供その他の関与
・当該研究責任医師が実施する臨床研究に従事する者（当該研究責任医師，研究分担医師及び統計的な解析を行うことに責任を有する者に限る）及び研究計画書に記載されている者であって，当該臨床研究を実施することによって利益を得ることが明白な者に対する当該臨床研究に用いる医薬品等の製造販売をし，又はしようとする医薬品等製造販売業者等による寄附金，原稿執筆及び講演その他の業務に対する報酬の提供その他の関与

臨床研究法について 6

　実施医療機関の管理者又は所属機関の長は，上記の関与が確認された場合には，利益相反管理基準の確認及び当該利益相反管理基準に基づく前項の関与の事実関係についての確認を行い，当該確認の結果（助言，勧告その他の措置が必要な場合は，当該措置の内容を含む）を記載した報告書を研究責任医師に提出しなければならない。

　研究責任医師は，所属機関の報告を確認し，当該研究の医薬品等製造販売業者等の関与についての適切な取扱いの方法を具体的に定めた計画（以下「利益相反管理計画」という）を作成し，当該研究の利益相反管理基準とともに認定臨床研究審査委員会に申請する必要がある。

(9)　情報の公表

　医学系指針においては，これまで介入のある研究について，国立大学附属病院長会議，一般財団法人日本医薬情報センター又は公益社団法人日本医師会が設置している公開データベースに研究の概要等を登録することが義務付けられていたところ，法では，我が国において実施されている臨床研究を把握するために，厚生労働大臣への臨床研究実施計画の提出により公的データベースを構築することとなった。

　研究責任医師は，臨床研究を実施する場合には，あらかじめ，臨床研究を実施するに当たり世界保健機関が公表を求める事項その他の臨床研究の過程の透明性の確保及び国民の臨床研究への参加の選択に資する事項を当該データベースに記録することにより，当該事項を公表しなければならない。実施計画を厚生労働大臣に提出した場合又は実施計画の変更を届け出た場合，これをもっ

143

て公表を行ったものとみなす。

　また，研究責任医師は，研究計画書に記載した主たる評価項目に係るデータの収集を行うための期間が終了したときは，原則としてその日から1年以内に主要評価項目報告書を，全ての評価項目に係るデータの収集を行うための期間が終了したときは，原則としてその日から1年以内に総括報告書及びその概要を，それぞれ作成しなければならない。主要評価報告書及び総括報告書を作成した際には，遅滞なく実施医療機関の管理者に提出するとともに，あらかじめ認定臨床研究審査委員会の意見を聴いたうえで，当該認定臨床研究審査委員会が意見を述べた日から1カ月以内に，当該データベースに公表しなくてはならない。

⑽　その他臨床研究の実施に必要な事項

　このほか，苦情及び問い合わせを受け付けるための窓口の設置や手順の策定，インフォームド・コンセント，個人情報保護，医薬品等の品質の確保，開示への対応について等，研究責任者等が遵守すべき事項が，法及び規則に記載されている。臨床研究を実施するにあたっては，十分留意されたい。

4）実施計画の提出

　特定臨床研究を実施する者は，研究ごとに実施計画を作成し，厚生労働大臣に提出しなければならない。提出に当たっては，規則に規定される様式に従って実施計画を作成し，下記に示す必要書類とともに認定臨床研究審査委員会に提出し，当該委員会の意見を聴かなければならない。

　・実施計画

・研究計画書

・医薬品等の概要を記載した書類

・疾病等発生時の対応に関する手順書

・モニタリング及び監査の手順書

・利益相反管理基準及び利益相反管理計画

・研究責任医師及び研究分担医師の氏名を記載した文書

・統計解析計画書

・その他

　これまで，人を対象とする医学系研究に関する倫理指針に従い研究を実施する際には，研究機関の長の許可を得てから研究を実施することになっていたところ，法では、研究機関の長を介さずに臨床研究審査委員会の意見を聴くことになるが，意見を聴いた後には，上に掲げる書類その他実施機関の管理者が求める資料を提出し，当該特定臨床研究の実施の可否について当該管理者の承認を受けなければならないこととなっている。

5）疾病等報告，定期報告

⑴　疾病等報告

　研究責任者は，特定臨床研究の実施に起因するものと疑われる疾病，傷害もしくは死亡又は感染症の発生を知ったときには，当該研究の実施計画に記載されている認定臨床研究審査委員会に報告しなければならない。報告事項・タイミングについては，未承認・適応外の医薬品等を用いる特定臨床研究においては、医薬品医療機器等法上の治験の副作用報告並び，適応の医薬品等を用いる特定臨床研究においては，医薬品医療機器等法上の市販薬等の副作用報告並びで、下記の事項・期間内の報告を求めることになっ

ている。

（未承認適応外の医薬品等を用いる場合）

①特定臨床研究の実施によるものと疑われるものであって予測できないもの　　　　　　　　　　　　　　　　　　　　　7日
　・死亡
　・死亡につながるおそれのある疾病等

②特定臨床研究の実施によるものと疑われるもの
　（①に掲げるものを除く）　　　　　　　　　　　　　　15日
　・死亡
　・死亡につながるおそれのある疾病等

③特定臨床研究の実施によるものと疑われるものであって予測できないもの　　　　　　　　　　　　　　　　　　　　　15日
　a．治療のために医療機関への入院又は入院期間の延長が必要とされる疾病等
　b．障害
　c．障害につながるおそれのある疾病等
　d．aからcまで、並びに死亡及び死亡につながるおそれのある疾病等に準じて重篤である疾病等
　e．後世代における先天性の疾病又は異常

（承認内の医薬品等の場合）

①死亡（感染症によるものを除く）の発生のうち，特定臨床研究の実施によるものと疑われるもの　　　　　　　　　　　15日

②以下の疾病等（感染症を除く）の発生のうち，特定臨床研究の実施によるものと疑われるものであって，かつ，当該特定臨床研究に用いた医薬品等の添付文書又は容器若しくは被包に記載された使用上の注意から予測することができないもの、又は当

146

該医薬品等の使用上の注意等から予測することができるものであって，その発生傾向を予測することができないもの、若しくはその発生傾向の変化が保健衛生上の危害の発生、若しくは拡大のおそれを示すもの　　　　　　　　　　　　　　15日

　　a. 治療のために医療機関への通院院又は入院期間の延長が必要とされる症例

　　b. 障害

　　c. 死亡又は障害につながるおそれのある症例

　　d. 死亡又はaからcまでに掲げる疾病等に準じて重篤である症例

　　e. 後世代における先天性の疾病又は異常

③特定臨床研究の実施によるものと疑われる感染症による疾病等の発生のうち，当該医薬品等の使用上の注意等から予測することができないもの　　　　　　　　　　　　　　　　　　15日

④特定臨床研究の実施によるものと疑われる感染症による死亡又は②aからeまでに掲げる疾病等の発生（③にかかるものを除く）　　　　　　　　　　　　　　　　　　　　　　　15日

⑤②aからeまでの疾病等（感染症を除く）の発生のうち，当該特定臨床研究の実施によるものと疑われるもの（②に掲げるものを除く）　　　　　　　　　　　　　　　　　　　30日

　また，特定臨床研究の実施に起因する疾病等の発生に関する事項のうち，上記（未承認適応外の医薬品等を用いる場合）の①及び②を知ったときは，同様の期間内に厚生労働大臣に報告しなければならない。

(2) 定期報告

①認定臨床研究審査委員会への報告

　研究責任医師は，特定臨床研究の実施状況について，実施計画に記載された特定臨床研究ごとに，以下に掲げる事項について，当該実施計画に記載された認定臨床研究審査委員会に報告しなければならない。なお，定期報告は原則として，実施計画を厚生労働大臣に提出した日から起算して1年ごとに、当該期間満了後2カ月以内に行わなければならない。報告を受けた認定臨床研究審査委員会は，当該特定臨床研究の継続の適否について意見を述べなければならない。

- ・ 特定臨床研究に参加した特定臨床研究の対象者の数
- ・ 特定臨床研究に係る疾病等の発生状況及びその後の経過
- ・ 特定臨床研究に係るこの省令又は研究計画書に対する不適合事案の発生状況及びその後の対応
- ・ 特定臨床研究の安全性及び科学的妥当性についての評価
- ・ 特定臨床研究の利益相反管理に関する事項

②厚生労働大臣への報告

　特定臨床研究を実施する者は，特定臨床研究の実施状況について，実施計画に記載された特定臨床研究ごとに，以下の事項について厚生労働大臣に報告しなければならない。

- ・ 実施計画に記載されている認定臨床研究審査委員会の名称
- ・ 認定臨床研究審査委員会による当該特定臨床研究の継続の適否
- ・ 特定臨床研究に参加した特定臨床研究の対象者の数

　研究責任医師は，厚生労働大臣への定期報告は，認定臨床研究審査委員会が意見を述べた日から起算して1カ月以内に行わなけ

ればならない。

6）認定臨床研究審査委員会

前述の通り，研究責任医師は特定臨床研究を実施するに当たっては，認定臨床研究審査委員会に意見を聴かなければならない。

⑴　臨床研究審査委員会認定関係

認定臨床研究審査委員会を設置できる団体は，次に掲げる通りである。

- ・ 医療機関を有する学校法人・国立大学法人・地方独立行政法人
- ・ 医療の提供又は臨床研究・治験を支援する独立行政法人
- ・ 医学医術に関する学術団体，一般社団法人，一般財団法人，特定非営利活動法人

委員，実施体制に関する要件については，図4,5のとおりである。

認定臨床研究審査委員会は，審査意見業務の実施方法に関する事項，記録の作成等の業務規程を整備する必要がある。審査意見業務の適切な実施のため，審査意見業務の実施にあたっては順及び内容について審査意見業務を依頼するものにかかわらず公正な運営を行うこと，審査意見業務の過程等に関する記録について，厚生労働省が整備するデータベースに記録することにより公表すること，年12回以上定期的な開催が予定されていること等が必要である。また，有効期間の更新を受ける場合にあっては，審査意見業務を行うため，年11回以上開催していることも必要である。

⑵　認定臨床研究審査委員会業務関係

認定臨床研究審査委員会は，実施計画の新規申請・変更申請，

疾病等報告，定期報告，その他必要があると認めるとき，留意すべき事項や講ずべき措置について意見を述べなければならない。研究の実施に係る新規の審査意見業務においては，技術専門員からの評価書を確認しなければならず，また変更届出提出時の審査，疾病等報告，定期報告，重大な不適合報告等についての必要に応

認定臨床研究審査委員会

認定関係

認定の要件（委員，体制関係）

■　臨床研究審査委員会に，委員長を置くこと。
【委員の構成】
■　以下の者から構成されること。
　　・　医学又は医療の専門家
　　・　臨床研究の対象者の保護及び医学又は医療分野における人権の尊重に関して理解のある
　　・　法律に関する専門家又は生命倫理に関する識見を有する者
　　・　上記以外の一般の立場の者
■　委員が5名以上であること
■　男性及び女性がそれぞれ1名以上含まれていること。
■　同一の医療機関（当該医療機関と密接な関係を有するものを含む）に所属している者が半数未満であること。
■　臨床研究審査委員会を設置する者の所属機関に属しない者が2名以上含まれていること。

【審査意見業務を適正に実施する体制】
■　審査意見業務を継続的に行うことができる体制を有すること。
■　苦情及び問合せを受け付けるための窓口を設置していること。
■　運営に関する事務を行う者が4名以上であること。
　　※うち2名は，臨床研究審査委員会等の事務局業務について1年以上の経験年数を有する専従者を想定。

第5回臨床研究部会資料より抜粋して改変

図4　認定の要件

じて技術専門員の意見を聴かなければならない。

　認定臨床研究審査委員会は，審査意見業務を行う際，臨床研究の対象者の保護の観点から緊急に当該臨床研究の中止その他の措置を講ずる必要がある場合には，業務規程に定める方法により，当該認定臨床研究審査委員会の委員長及び委員長が指名する委員による審査意見業務を行い，結論を得ることができる。この場合において，当該認定臨床研究審査委員会は，後日，認定臨床研究審査委員会の結論を得なければならない。

　認定臨床研究審査委員会の結論を得るにあたっては，出席員全員から意見を聴いた上で，原則として，出席員の全員一致をもっ

公表対象となる情報

■　法第 33 条の「厚生労働省令で定める情報」は，項目の区分に応じて，それぞれ右欄に掲げるもの（前事業年度分に限る）とする。

項目	公表事項
研究資金等 （研究の管理等を行う団体が実施医療機関に提供した研究資金等を含む）	・厚労省データベースに記録される ID ・提供先 ・実施医療機関 ・提供先ごとの契約件数 ・提供先ごとの研究資金等の額
寄附金 （特定臨床研究の実施期間・終了後 2 年以内に研究責任医師が所属する機関に提供したものを含む）	・提供先 ・提供先ごとの件数 ・提供先ごとの額
原稿執筆及び講演の報酬その他の業務に要する費用 （特定臨床研究の実施期間・終了後 2 年以内に研究責任医師に提供したものを含む）	・提供先 ・提供先ごとの件数 ・提供先ごとの額

第 6 回臨床研究法資料より抜粋して改変

図5　研究資金等の提供に関する情報等の公表について

て行うよう努めなければならない。ただし，議論を尽くしても出席員全員の意見が一致しないときは，出席委員の過半数の同意を得た意見を結論とすることができる。

　なお，審査意見業務対象となる研究の責任医師又は分担医師，審査意見業務対象となる研究の研究責任医師と同一の医療機関の診療科に属す者又は過去1年以内に多施設で実施される共同研究を実施していた者，審査意見業務を依頼した研究責任医師が属する医療機関の管理者，そのほか審査意見業務を依頼した研究責任医師又は研究の対象となる研究に関与する医薬品等製造販売業者と密接な関係を有する者であって審査意見業務に参加することが適切でない者は，審査意見業務に参加してはならない。

　他，認定委員会設置者には，以下の事項が求められる。

- 審査意見業務に関する事項を記録する帳簿の備え付け，最終記載日から5年間の保存
- 年1回以上の委員等に対する教育又は研修
- 審査意見業務の過程に関する記録の作成
- 審査意見業務に係る実施計画その他の審査意見業務を行うために研究責任医師から提出された書類，記録（技術専門員からの評価書を含む）及び結論を研究責任医師に通知した文書の写しの当該実施計画に係る特定臨床研究が終了した日から5年間の保存
- 申請書及び申請書の添付書類，業務規程並びに委員名簿の当該認定臨床研究審査委員会の廃止後5年間の保存
- 当該認定臨床研究審査委員会の審査手数料，開催日程及び受付状況の公表

7）契約の締結，資金等の提供に関する情報等の公表

(1) 契約の締結

医薬品等製造販売業者又はその特殊関係者は特定臨床研究を実施する者に対し，当該医薬品等製造販売業者が製造販売をし又はしようとする医薬品等を用いる特定臨床研究についての研究資金の提供を行うときには，研究資金等の額及び内容等について契約を締結しなくてはならない。締結が必要な事項は以下のとおりである。

- 研究資金等の額及び内容
- 特定臨床研究の内容
- 契約を締結した年月日
- 特定臨床研究の実施期間
- 研究資金等の提供を行う医薬品等製造販売業者等の名称及び所在地並びに実施医療機関の名称及び所在地
- 特定臨床研究を実施する研究責任医師及び研究代表医師の氏名
- 特定臨床研究についての研究資金等の支払いの時期
- 研究資金等の提供に関する情報等の公表に関する事項
- 特定臨床研究の成果の取扱いに関する事項
- 医薬品等の副作用，有効性及び安全性に関する情報の提供に関する事項
- 厚生労働省が整備するデータベースへの記録による公表に関する事項
- 特定臨床研究の対象者に健康被害が生じた場合の補償及び医療の提供に関する事項
- 利益相反管理基準及び利益相反管理計画の作成等に関する

事項

・ 研究の管理等を行う団体における実施医療機関に対する研究
資金等の提供に係る情報の提供に関する事項（医薬品等製造
販売業者等が当該団体と契約を締結する場合に限る）

・ その他研究資金等の提供に必要な事項

(2) 情報の公表

　医薬品等製造販売業者又は特殊関係者は，特定臨床研究を実施
する者に対し，当該医薬品等製造販売業者が製造販売をし又はし
ようとする医薬品等を用いる特定臨床研究についての研究資金の
提供と特定臨床研究を実施する者又は当該者と特殊の関係のある
者に対する金銭その他の利益の提供に関する情報であって、その
透明性を確保することが特定臨床研究に対する国民の信頼の確保
に資する者として，図5にある事項について，インターネット等
により公表しなければならない。

8）その他（経過措置等）

(1) 経過措置

　法の円滑な施行に向け，新たに始める臨床研究や既に実施され
ている臨床研究について，経過措置が設けられている。

①施行日前の認定臨床研究審査委員会での実施計画の審査

　施行日前に臨床研究審査委員会の認定申請を行うことができ，
施行日前に認定を受けることができることとする。臨床研究審査
委員会は施行日前に認定申請をし認定を受けた場合，施行日前に，
実施計画の審査を行い，施行日以降に認定臨床研究審査委員会と
して計画を承認できることとする。

臨床研究法について　6

②継続研究の認定臨床研究審査委員会での実施計画の再審査

　人を対象とする医学系研究に関する倫理指針等に基づく倫理審査委員会の承認を得て実施している研究について，法施行後に再度確認すべき事項は以下のとおり。また，審査については書類による審査でも構わない。

・ 研究の参加に関する事項（研究対象者の選択基準，インフォームド・コンセント）
・ 研究対象者の保護に関する事項（研究対象者に対する治療，安全性の評価，倫理的配慮）
・ 臨床研究の品質管理及び品質保証に関する事項
・ 臨床研究の実施体制，統計解析に関する事項，利益相反管理

　再審査にあたっては，研究の進捗状況に応じて審査が必要な事項が異なることから，図6，7等を参考にご対応されたい。

(2)　特定臨床研究以外の臨床研究の取扱いについて

　特定臨床研究を除く臨床研究を実施する場合，実施計画の作成，認定臨床研究審査委員会への意見を聴くよう努めるとともに，実施計画の遵守，研究の対象者への同意，個人情報の保護，秘密保持，研究に関する記録については，特定臨床研究の実施にあたり求められる規定に準じて必要な措置を講じるよう努めなくてはならない。また，認定臨床研究審査委員会の意見を聴いた場合には，上に記載した措置のほか，認定臨床研究審査委員会への臨床研究の中止の通知，疾病等報告，不具合報告及び定期報告について，特定臨床研究の実施にあたり求められる規定に準じて必要な措置を講じるよう努めなければならない。

②法施行前から実施している継続研究の経過措置期間における審査

継続研究の認定臨床研究審査委員会での再審査事項

　人を対象とした医学系研究に関する倫理指針等に基づく倫理審査委員会の承認を得て実施している研究について，臨床研究法の施行後に再度確認すべき事項は以下のとおり。また，審査については書類による審査でも構わない。

　①研究の参加に関する事項（研究対象者の選択基準，インフォームド・コンセント）

　②研究対象者の保護に関する事項（研究対象者に対する治療，安全性の評価，倫理的配慮）

　③臨床研究の品質管理及び品質保証に関する事項

　④臨床研究の実施体制，統計解析に関する事項，利益相反管理

　1　研究開始〜症例登録終了

　研究の開始から研究に参加する全ての研究対象者が決定（症例登録終了）するまでの間については，上記①〜④全ての事項について認定臨床研究審査委員会での再確認が必要。

　2　症例登録終了〜観察期間終了まで

　症例登録終了した研究については，新たな研究対象者に同意取得し研究に加えることがないため，①に関する事項の確認は意味をなさないため，②〜④の事項について認定臨床研究審査委員会で再確認を行う。

　3　観察期間終了〜データ固定まで

　観察期間が終了した研究については，研究対象者に関する医療行為が終了しているため，②に関する事項の確認は意味をなさないため，③〜④の事項について認定臨床研究審査委員会で再確認を行う。

　4　データ固定〜研究終了（総括報告書を委員会が受理した時）

　データ固定が終了した研究については，既にモニタリング，監査が終了しているため，③に関する事項の確認は意味をなさないため④の事項について認定臨床研究審査委員会で再確認を行う

※ 法施行前から継続して実施される臨床研究については，経過措置期間中（特定臨床研究については認定倫理審査委員会の審査を受け厚生労働大臣に計画を提出するまでの間），法が適用されていない事項については，従来どおり人を対象とする医学系研究に関する倫理指針を遵守することとする。

第3回臨床研究法資料より抜粋して改変

図6　経過措置について①

臨床研究法について　6

研究開始

| 研究実施計画書 申請 | 委員会 審査 | 委員会 承認 | 研究 開始 | 症例 登録 開始 | 症例 登録 終了 | 投薬 等 終了 | 観察期間 | データ 固定 | 統計 解析 終了 | 総括研 究報告 書受領 |

研究終了

①　②　③　④

実施計画の記載事項・審査項目	①の期間	②の期間	③の期間	④の期間
臨床研究実施体制	○	○	○	○
臨床研究実施計画の背景と根拠	−	−	−	−
臨床研究の目的	−	−	−	−
臨床研究のデザイン	−	−	−	−
臨床研究の対象者の選択基準等	○	−	−	−
臨床研究の対象者に対する治療	○	○	−	−
有効性の評価	−	−	−	−
安全性の評価	○	○	−	−
統計解析	○	○	○	○
臨床研究の品質管理及び品質保証	○	○	○	−
倫理的配慮	○	○	−	−
データの取扱い及び記録の保存	−	−	−	−
補償及び医療の提供	−	−	−	−
研究期間	○	−	−	−
利益相反管理	○	○	○	○
インフォームド・コンセント	○	−	−	−

※ 人を対象とした医学系研究に関する倫理指針等に基づく倫理審査委員会の承認を得て
実施している研究について，臨床研究法の施行後に再度確認すべき事項の整理。また，
審査については書類による審査でも構わない。

第3回臨床研究法資料より抜粋して改変

図7　経過措置について②

4．おわりに

　以上，述べてきたとおり，臨床研究法は臨床研究を実施するにあたり必要な手続きを法律に定めたものであり，臨床研究に関係する方々には、その内容についてご承知おきいただき適切な臨床研究の実施に向けた対応をお願いしたい。また，認定臨床研究審査委員会による中央審査化，利益相反管理基準に基づく利益相反管理の明確化，公的データベースによる臨床研究の実施に関する情報の一元管理により，透明性や研究の対象者の保護が確保された適正で効率的な臨床研究が実施されることを期待する。なお，本稿は法，規則，並びに臨床研究部会各回での議論を元に主な概要を執筆したものであり，臨床研究を実施する際には、これらの法，規則，通知等を遵守されたい。

参考文献

厚生労働省（2013）「高血圧症治療薬の臨床研究事案を踏まえた対応及び再発防止策について（中間とりまとめ）」＜ http://www.mhlw.go.jp/file/05-Shingikai-10801000-Iseikyoku-Soumuka/0000034387.pdf ＞ 2018 年 3 月 8 日アクセス

厚生労働省（2014）「高血圧症治療薬の臨床研究事案を踏まえた対応及び再発防止策について（報告書）」＜ http://www.mhlw.go.jp/file/05-Shingikai-10801000-Iseikyoku-Soumuka/0000043426.pdf ＞ 2018 年 3 月 8 日アクセス

厚生労働省（2014）「臨床研究に係る制度の在り方に関する報告書」＜ http://www.mhlw.go.jp/file/05-Shingikai-10801000-Iseikyoku-Soumuka/0000068409.pdf ＞ 2018 年 3 月 8 日アクセス

厚生労働省研究・文部科学省（2017）「人を対象とする医学系研究に関する倫理指針」< http://www.mhlw.go.jp/file/06-Seisakujouhou-10600000-Daijinkanbouk ouseikagakuka/0000153339.pdf > 2018 年 3 月 8 日アクセス

厚生労働省（2017）「厚生科学審議会臨床研究部会第 1 ～ 4，6 回資料」< http://www.mhlw.go.jp/stf/shingi/shingi-kousei.html?tid=467561 > 2018 年 3 月 8 日アクセス

厚生労働省（2018）「臨床研究法」< http://www.mhlw.go.jp/file/06-Seisakujouhou-10800000-Iseikyoku/ 0000163413.pdf > 2018 年 3 月 8 日アクセス

厚生労働省（2018）「臨床研究法施行規則」< http:// www.mhlw.go.jp/file/06-Seisakujouhou-10800000- Iseikyoku/0000195391.pdf > 2018 年 3 月 8 日アクセス

7

日本における倫理審査委員会
制度改革の動向
―研究倫理指針から臨床研究法へ―

田代　志門

国立がん研究センター社会と健康研究センター生命倫理・医事法研究部長

1．変革の時代を迎えて

　現在，日本の倫理審査委員会は変革の時代を迎えている。本稿は，ここ10年の間に進められてきた国内の制度改革の過程を詳細に検討した上で，その到達点として臨床研究法の成立を位置づけるものである。その上で，臨床研究法施行後になお残る課題を整理しておきたい。

　なお，ここでいう「倫理審査委員会」とは，研究対象者の権利・安全・福利の保護のために人を対象とする研究の審査を担当する組織を指す。構成員の多様性が必須とされ，医学・医療の専門家，法律・倫理の専門家，一般市民・患者代表などからなり，合議によって1つの意見（承認，条件付き承認，却下など）を出す役割を担う。委員会の名称は世界各国で多様であるが，果たすべき役割と基本的な考え方は概ね共通しており，日本では「医薬

161

品の臨床試験の実施の基準（以下「GCP 省令」という）」の定める「治験審査委員会」や「人を対象とする医学系研究に関する倫理指針」(以下「医学系指針」という)の定める「倫理審査委員会」がこれに該当する。臨床研究法下では新たに「認定臨床研究審査委員会」と呼ばれる委員会が設置されることになる。

　こうした機能を有する委員会の起源は，1960 年代のアメリカに遡る。当時アメリカでは非倫理的な医学研究に関するスキャンダルが相次ぎ，最終的に 1974 年に成立した全米研究法 (National Research Act) では，連邦助成を受ける研究機関は研究計画を事前に審査する「施設内審査委員会 (institutional review board, IRB)」を設置することが義務付けられた（田代，2011）。この仕組みはその後世界各国に広がり，日本でも 1980 年代以降に大学医学部と病院でそれぞれ別々の類似の役割を担う委員会が導入され，今日に至っている（武藤，2012）。国内で比較的多いのが，医学部の委員会では学術的な目的で実施される臨床研究の審査を行い，病院の委員会では主に医薬品や医療機器の承認申請のために実施される治験の審査を行うといった分業であるが，その実態は今なお多様である。

　しかしながら，ここ 20 年の間に倫理審査委員会のあり方は国内外で大きく変化している。とりわけ，多施設共同研究の増加に伴い，各研究機関内部で設置した委員会での審査という原則は見直しを余儀なくされ，国内外で様々な倫理審査委員会制度改革が進められつつある。臨床研究法はまさにこの変化に正面から対応した制度設計となっており，従来の倫理審査委員会とは大きく異なる審査プロセスを実現している。その意味でも，現時点で臨床研究法の成立に至るプロセスを今一度振り返り，過去 10 年間国

内でどのような制度改革が進められてきたのかを整理しておくことにも意味があるだろう。

そこで以下では，まず近年の倫理審査委員会に関する国内外の制度変更の過程を「集約化」と「質保証」という2つの側面から整理した上で，臨床研究法下での倫理審査の特徴を確認していくこととしたい。

2．倫理審査委員会に関する近年の動向

1）集約化

近年の倫理審査委員会に関する国際的動向として顕著なのが，主に多施設共同研究を念頭に置いた倫理審査委員会集約化の試みである。先述したように，1960年代にアメリカで倫理審査委員会制度が構想された際には，多くの研究は単施設で実施されていた。そのため，複数の施設に跨って研究が実施される際の倫理審査の在り方については十分に検討されていたわけではない。しかしながら，現在では多施設共同研究がむしろ主流である。

多施設共同研究の実施の際にネックとなるのが倫理審査を研究に参加する機関ごとに受ける，という方式である。というのも，従来の方法では，全国で50機関が集まって共同研究を実施する際に，全体で見れば同じ研究計画書を50回審査する，という事態が生じるからである。しかも，この50回の審査を全て別の委員会が担当するため，研究者は各委員会から別々の指摘を受けることになる。これは研究実施に対する大きな障壁であり，資源の有効活用という観点からも明らかな問題である。

実際，2001年に公布されたEU臨床試験指令においては，

「一加盟国，１つの意見（single opinion）」の原則が導入され，EU加盟国においては，一国内で多数の研究機関が参加した研究であっても，１回の倫理審査で実施できる仕組みが整備された（栗原，2004；井上，2012）。また，研究機関ごとの倫理審査を原則としてきたアメリカにおいても，2017年に公布された被験者保護に関する行政規則（いわゆる「コモンルール」）改正により，多施設共同研究の１回審査（single IRB）が義務化された（Menikoff, Kaneshiro and Pritchard, 2017；Bierer, Barnes and Lynch, 2017；栗原，2017）。施行には2020年１月までの猶予期間が設けられているものの，既に公的な資金配分機関が１回審査の義務化を研究機関に要求しており，主だった研究機関では集約化に向けた対応が開始されている。

　以上のような議論を背景として，日本でも集約化に向けた動きが2000年代後半から少しずつ進められてきた。まず行われたのは，治験審査委員会と倫理審査委員会の原則自機関への設置義務の廃止である。これは2008年のGCP省令改正と現在の医学系指針の前身である「臨床研究に関する倫理指針」の改正の際に行われている。従来，治験や臨床研究を実施しようとする研究機関は，原則として自機関内に委員会を設置する義務を課せられていたが，この改正により，理由を問わず審査をアウトソーシングすることが可能になった。これが事実上の集約化の「解禁」である。

　さらに政策的に倫理審査の集約化を進めることが明記されたのが，文部科学省と厚生労働省が2012年に定めた「臨床研究・治験活性化５か年計画2012」である（文部科学省・厚生労働省，2012a）。ここでは「共同倫理審査委員会」という名称で，必ずしも各研究機関内に設置しないタイプの倫理審査委員会の利用を

推進することが明記された。より具体的な方策が「アクションプラン」には記されており，臨床研究の拠点として公的資金が投入されている病院を対象として，「他の施設からの審査依頼を積極的に受託し，当該地域における主要な共同倫理審査委員会として機能するよう努めるとともに，医療機関は積極的にそれを活用する」ことが定められている（文部科学省・厚生労働省, 2012b）。

上記の方向性をさらに強化したのが 2014 年の「臨床研究に関する倫理指針」と「疫学研究に関する倫理指針」の統合である。統合の結果策定された医学系指針においては，倫理審査委員会の原則自機関設置を求めないことに加えて，多施設共同研究における審査の取りまとめ（「一括した審査」）が可能である旨が新たに追記された。これにより，現在では多施設共同研究において各実施機関の委員会での審査は必ずしも必要ではなく，他機関の委員会に委託可能であることが明確になっている[注1]。

また，これら研究倫理指針の改正と併せて，「一括した審査」を実現するための各種事業も開始された。2014 年には厚生労働省による「倫理審査委員会認定制度構築事業」が開始されたが，その認定の要件の 1 つは「外部からの審査委託が可能であること」であり，倫理審査委員会の評価の軸の 1 つに他機関からの審査委託体制があることが明確化された。また，2016 年には日本

注1）　医学系指針が策定されるまでは，「疫学研究に関する倫理指針」には倫理審査委員会の原則自機関設置義務が残っていたが，統合により削除された。同様のことが 2017 年の「ヒトゲノム・遺伝子解析研究に関する倫理指針」の改正の際にも起こっており，現在は主要な研究倫理指針では全て原則自機関設置義務は無くなっている。なお，これら一連の研究倫理指針の策定と改訂に関する歴史的経緯については Tashiro（2010）を参照。

医療研究開発機構（Japan Agency for Medical Research and Development, AMED）による「中央治験審査委員会・中央倫理審査委員会基盤整備モデル事業」が開始され，翌年には事業の成果として AMED のホームページ上で「多施設共同研究における倫理審査集約化に関するガイドライン」等が公表されている。これらはいずれも研究機関間での審査の受委託を加速することにより，多施設共同研究における多重審査の解消を図ろうとしたものと理解することができる。

2）質保証

　以上のように，日本国内では過去 10 年の間，倫理審査委員会の集約化に向けた制度改革が進捗してきたが，もう 1 つの重要な視点は審査の質保証に関するものである。実際，質保証と集約化は表裏一体の関係にあり，研究機関が他機関の設置する委員会を信頼して審査を委託するためには，何らかの形で第三者が審査の質を保証する枠組みを設けることが必要となる。そのためのメカニズムとして通常採用されているのが倫理審査委員会に対する認証・認定制度であり，アメリカやアジアで見られる民間団体が主体となった仕組みとヨーロッパのように国が主体となった仕組みとに大別される[注2]。日本では，先述したように厚生労働省の事業として開始されたこともあり，どちらかといえば後者に近い枠組みになっている。

注 2）　アメリカでは各施設における倫理審査委員会を含む被験者保護体制の品質保証を行う非営利団体として，2001 年に人対象研究保護プログラム認証協会（The Association for the Accreditation of Human　Research Protection Programs, AAHRPP）が設立されている。

この仕組みができるきっかけとなったのが，先述した「臨床研究・治験活性化5か年計画2012」である。ここでは「中・長期的目標」として「倫理審査委員会の認定制度」が掲げられ，「国等による倫理審査委員会の認定制度（倫理審査委員会の質を保証するシステム）の導入」が提案された。これを受けて翌年には認定要件の研究班が設置され，以下の9つの認定要件を定めている（楠岡 他，2014）。

　①倫理指針等が定めている最低の要件を満たしている
　②活発に，かつ，継続的に活動している実績がある
　③審査の質が保たれている
　④審査の効率性が保たれている
　⑤事務局の体制・機能が整っている
　⑥委員への教育・研修を実施している
　⑦審査の継続性が期待できる
　⑧審査の透明性が確保されている
　⑨自機関以外からの審査依頼に応えられる

　以上の認定要件に基づいて2014年から実際の認定が開始され，2017年までの4年間で既に計42機関が認定を受けている。ただし，これらの認定はあくまでも任意の申請に基づく事業として行われているものであり，現時点では認定を取得しなければできない業務等は存在していない。そのため，研究機関にとっては認定取得のインセンティブが働きにくいという課題があった。
　これに対して，臨床研究法と同様に法律に基づいて国が認定し，業務を独占させるという仕組みをいち早く導入したのが再生

医療の領域である。再生医療については，2014年11月に再生医療等の安全性の確保等に関する法律（以下「再生医療安全性確保法」という）が施行され，再生医療の実施に際しては国の認定した委員会（認定再生医療等委員会）での事前審査を受けることが必須とされた。本稿では法の全体像について詳細は述べないが[注3]，この法律の特徴は研究であるか治療であるかを問わず，3種類に区別されたカテゴリーに応じて異なる審査手続きを課している点にある。なかでも「第1種再生医療等」と「第2種再生医療等」を審査する委員会（特定認定再生医療等委員会）は，「高度な審査能力と第三者性」を備えることが求められた（図1）。実際，当初提案された委員会の名称は「地域倫理審査委員会（仮）」であり，国によって認定された委員会を地域ブロックごとに配置するという構想が示されていた[注4]。

　以上の構想を受けて，特定認定再生医療等委員会に対しては，従来の倫理審査委員会とは異なる「重い」要件が課せられることになった。まず委員の専門性や多様性に関して言えば，8つの異なる専門分野の委員を揃えることが必須とされ，それに加えて審査の際には対象疾患等に関する技術専門委員の出席が求められた。8つの専門分野には再生医療の専門家や細胞培養加工の専門家などに加えて「法律に関する専門家」や「生命倫理に関する識見を有する者」，「生物統計その他の臨床研究に関する識見を有する者」などが含まれる。これに関しては，「法律」と「倫理」で

注3）　再生医療安全性確保法については，Hara, Sato and Sahara (2014)，一家（2017）を参照。

注4）　第5回再生医療の安全性確保と推進に関する専門委員会（2013年2月19日）議事録を参照。

日本における倫理審査委員会制度改革の動向

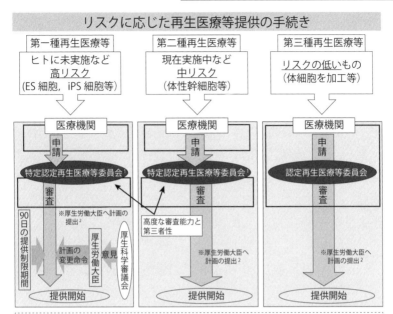

(注1)「認定再生医療等委員会」とは,再生医療等技術や法律の専門家等の有識者からなる合議制の委員会で,一定の手続により厚生労働大臣の認定を受けたものをいい,「特定認定再生医療等委員会」は,認定再生医療等委員会のうち,特に高度な審査能力,第三者性を有するもの。

(注2)厚生労働大臣への提供計画の提出の手続を義務付ける。提出計画を提出せずに再生医療等を提供した場合は,罰則が適用される。

出典:第8回厚生科学審議会科学技術部会再生医療療の安全性確保と推進に関する専門委員会資料1
http://www.mhlw.go.jp/sth/shingi/2r9852000002x9j2-att/2r9852000002x9n6.pdf

図1 再生医療安全性確保法下の審査

別の委員の確保が求められていることや、生物統計家などの臨床研究の方法論の専門家を必須としている点が特徴的である。また,いわゆる外部委員については通常の治験審査委員会や倫理審査委員会のように複数名いればよいというものではなく,過半数いることを求めている(「同一医療機関(当該医療機関と密接な

関係を有するものを含む）に所属している者が半数未満」という
規定による）。

　このように特定認定再生医療等委員会は従来の倫理審査委員会
よりも高いレベルでの専門性・独立性の担保が求められており，
臨床研究法に先行する取り組みと位置づけることができる。実
際，外部委員を過半数とする規定や技術専門委員による専門性の
確保といった点は，ほぼそのまま臨床研究法の定める認定臨床研
究審査委員会の要件にも引き継がれている。そこで次節では臨床
研究法の成立までの過程を振り返り，認定臨床研究審査委員会の
特徴を見ていくことにしたい。

3．臨床研究法下での倫理審査とは

1）「ディオバン事件」の衝撃

　周知のように，臨床研究法制定の直接の契機となったのは，い
わゆる「ディオバン事件」と呼ばれる臨床研究スキャンダルであ
る。本件は，2002 年から 2004 年にかけて 5 つの大学で開始さ
れた高血圧治療薬ディオバン（一般名バルサルタン）を用いた臨
床研究に関して，2012 年に別の大学の研究者から懸念が表明さ
れたことをきっかけに露呈した。既にほとんどの関連論文は撤回
されており，濃淡はあるものの，いずれも研究者による何らかの
不適切な対応があったことが指摘されている。とりわけ，中心と
なった東京慈恵会医科大学及び京都府立医科大学に所属する研究
者が中心となって実施した 2 つの臨床研究においては，研究対
象となる医薬品を販売している企業の社員がその立場を隠して
深く関与しており，当該企業にとって有利な結果を導くように

170

データの改ざんが行われたとされる（河内・八田，2014；桑島，2016）。

ところで，「ディオバン事件」には，ここ数十年に日本で起きていた医学研究スキャンダルとはやや異なる特徴が含まれている点に留意しておきたい。というのも，従来のスキャンダルは，大きくは研究対象者の保護に関わるもの（同意や倫理審査の手続きなど）と研究者コミュニティのルールに関わる問題（ねつ造，改ざん，盗用など）とに大別されるが，この事件には，この2つに収まらない内容が含まれているからである。もちろん，今回の事件においても，データ改ざんは議論の中心であり，同意や倫理審査など被験者保護に関わる部分についても議論されている。しかしそれ以上に社会に衝撃を与えたのは，意図的に歪められた研究成果が医療現場に直接影響を与え，医師の処方行動を大きく変えてしまったという事実である。

すなわち，複数の大規模な臨床研究の結果に基づき，ディオバンの降圧効果は既存薬と同じであるが，心筋梗塞や脳卒中などの発生を有意に下げると喧伝されたため，多くの医師がディオバンを好んで処方するようになったのである。この事実は，医薬品や医療機器の有効性や安全性を検証する研究において不正が生じると，単に科学の健全性が脅かされるといった問題を超えて，現実の医療を歪めてしまうことを示すものであった。そのため，ディオバン事件を受けて行われた研究倫理指針改正では，研究の科学的妥当性の担保やデータの信頼性確保のための手続きが大幅に追加されることになったのである（田代，2015）。

2) ２つの検討会での議論

　ディオバン事件の発覚を受けて 2013 年８月から開始されたのが「高血圧治療薬の臨床研究事案に関する検討委員会」である。この委員会では、半年間で５回の会合を開いて事件関係者に対するヒアリングを行うとともに，問題の所在を明確化し，今後の対応策を検討している。その主な結論は，法制度に関わる検討を別途行いつつ，当時既に開始されていた研究倫理指針の改正において必要な手立てを講じるというものであった。

　この過程で，検討会では当時の倫理審査委員会のあり方についても重大な疑義を呈している。具体的には，以下の報告書の記載がそれである（高血圧治療薬の臨床研究事案に関する検討委員会，2014）。

　　今回の事案発生とその結果責任については，臨床研究の実施責任者の責任もさることながら，各大学の倫理審査委員会がなんら歯止めとなった形跡が見あたらない。また，その記録も十分保存されていなかった。本来，倫理審査委員会は，倫理的・科学的観点から個別研究計画の妥当性を検証し，もって被験者保護を担う重要な機関である。

　　今回の事案については，医学的研究課題の解明に向けられたものとは言えない可能性があった。このことから，倫理審査委員会を設置する全ての機関においては，手順書の整備や必要な知識経験を有する人員が確保されているかなど，倫理審査委員会として必要な体制を有しているか，早急に点検すべきである。また，倫理審査委員会のさらなる機能強化及び独立性確保を図るため，関係者は以下の方策について検討すべきである。

ここに示されているように，検討会での最大の懸念事項は，研究の学術的・社会的な意義が倫理審査委員会で十分に議論されていたかが不明確であり，かつ審査記録が十分に残されていないために，そのことが検証できないということであった。加えて，研究者と企業との経済的な利益関係が倫理審査のプロセスで十分に検討されていないこと，また，研究実施の承認後のチェック機能が十分に働いていなかったことなども繰り返し指摘された。以上の指摘を受けて，2014年の医学系指針の策定の際には倫理審査委員会の構成要件や成立要件が厳格化され，審査記録の保存期間等が明確化されるとともに，倫理審査委員会は利益相反に関する情報を含めて審査することが明記された。それまでは努力義務だった委員の教育研修が義務化されたのもこのタイミングである。

　他方，本検討会で提言された法制度の是非については，2014年4月に開始された「臨床研究に係る制度の在り方に関する検討会」において引き続き検討されることとなった。本検討会は8ヵ月間で9回の会合を行い，最終的には「我が国においても欧米の規制を参考に一定の範囲の臨床研究に法規制が必要」という結論を下した（臨床研究に係る制度の在り方に関する検討会，2014）。なお，ここで言われている「一定の範囲」とは，「未承認又は適応外の医薬品・医療機器等を用いた臨床研究」と「医薬品・医療機器等の広告に用いられることが想定される臨床研究」の2種類である。報告書はこの2種類の臨床研究に対する規制を「被験者に対するリスク」と「社会的リスク」という観点から正当化している。前者は有効性や安全性が確立していない医療行為

を行うことにより被験者に生じる身体的リスクを念頭においたものであり，後者は研究結果が現実の医療に与える悪影響を懸念したものである。

　なお，本検討会でも引き続き倫理審査委員会の問題は検討されており，先行する検討会と類似の指摘がなされている。とりわけ，倫理審査委員会での科学的妥当性の審査の重要性や研究の途中段階での対応の必要性は共通の指摘事項である。また，これらに加えて，本検討会の報告書は，倫理審査委員会の質向上のためには事務局機能が重要である旨を強調している点が特徴的である。具体的には，「倫理審査委員会が適切に機能するためには，個々の委員の資質だけでなく，事務局機能を含めたシステムとして機能していることが必要である」との指摘がそれである。以下で見るように，これらの提言の一部は臨床研究法にも反映されている。

3）臨床研究法の概要

　以上2つの検討会での議論を経て起草され，国会審議を経て2017年4月14日に公布されたのが臨床研究法である。法施行後は，法の定義する「特定臨床研究」に関しては，新たに設置される「認定臨床研究審査委員会」での審査が義務化されることになった。「特定臨床研究」とは，先に見た「被験者に対するリスク」と「社会的リスク」に対応する2つのカテゴリーからなる臨床研究であり，前者は検討会報告書での提言通り，未承認や適応外の医薬品や医療機器を用いた研究である。これに対して，後者は最終的には「医薬品等製造販売業者又はその特殊関係者（……）から研究資金等（……）の提供を受けて実施する臨床研究」という

定義に変更された。将来的に広告に使用されるかどうかは未確定であり，法律上の定義には馴染まないとの判断がされたためであろう（図２）。

　なお，臨床研究法の対象範囲を理解する上では，法のいう「臨床研究」は「医薬品等[注5]を人に対して用いることにより，当該医薬品等の有効性又は安全性を明らかにする研究」のみであり，通常よりも狭い意味で言葉が使われている点に留意しておきたい。実際，施行規則[注6]においても「研究の目的で検査，投薬そ

医療における規制の区分について

医薬品等の臨床研究			手術・手技の臨床研究	一般の医療
治験 （承認申請目的の医薬品等の臨床試験）	特定臨床研究			
	未承認・適応外の医薬品等の臨床研究	製薬企業等から資金提供を受けた医薬品等の臨床研究		
基準遵守義務 （GCP省令）	基準遵守義務		基準遵守義務 （努力義務）	一般の医療も含め，医薬品等以外の器床研究等についての検討規定を臨床研究法

医薬品医療機器等法　　　**臨床研究法**

高難度新規医療技術及び未承認新規医薬品等を用いた医療の提供については，
①各病院ごとに提供の適否等を判断する部門の設置
②当該部門を中心とした審査プロセスの遵守等を，
・特定機能病院については承認要件として義務付け
・その他の病院については努力義務
とする。
（平成28年6月10日省令公布）
※平成29年4月以降適用

出典：第1回厚生科学審議会臨床研究部会資料4
http://www.mhlw.go.jp/file/05-Shingikai-10601000-
Daijinkanboukouseikagakuka-Kouseikagakuka/0000173648.pdf

図２　臨床研究法の対象

の他の診断又は治療のための医療行為の有無及び程度を制御することなく、患者のために最も適切な医療を提供した結果としての診療情報又は試料を利用する研究」は法の適用除外とされており、いわゆる観察研究は法の対象となっていない。

　その他にも先に見た「臨床研究」の定義からも明らかなように、手術・手技に関する研究も法の対象外である。これについては、2016年に施行された「高難度新規医療技術等」に関する医療法施行規則改正により、少なくとも医療安全的な観点からの妥当性は評価されるようになっている、というのがその理由の1つである。また、国際的に見ても手術・手技の臨床研究に関しては治療との区別が難しく、明確に規制されていない現状がある（田代、2008）。すなわち、新たな手術・手技の導入は研究ではなく医療の一環として行われることがしばしばあり、全てを研究として実施することを医師に強制できない、という問題である。もっともこの点については臨床研究法の附則第2条では施行後2年後に見直す旨が記されており、今後も継続的に検討されることになっている。

　ところで、臨床研究法の実施体制の最大の特徴は、責任の所在が研究機関の長から研究責任者と認定臨床研究審査委員会に移ったことであり、これは極めて重大な変化である。というのも、これまで日本では研究者ではなく、研究機関の長を研究の最終的な責任主体とみなす枠組みが長らく採用されてきたからである。そ

注5）　ここでいう「医薬品等」とは「医薬品、医療機器等の品質、有効性及び安全性の確保等に関する法律」で定められた医薬品・医療機器・再生医療等製品 を意味する（ただし体外診断用医薬品を除く）。

注6）　臨床研究施行規則（平成30年厚生労働省令第17号）第2条1項を参照。

のため，治験審査委員会や倫理審査委員会も基本的には研究機関
の長の諮問機関に留まり，独自の権限と責任を有する組織とはみ
なされてこなかった。実際，制度上は，研究者が直接委員会に申
請を行うことはできず，申請も承認も全てが研究機関の長を介し
てしか行えないのが従来の仕組みである。これに対して，臨床研
究法では研究機関の長の役割は明記されず，「臨床研究を実施す
る者」と「認定臨床研究審査委員会」の二者が中心となっている。
これは国内の他の臨床研究や治験に関するルールには存在してい
ない，臨床研究法固有の枠組みである。

　なお，この両者の過渡期に存在していたのが再生医療等安全性
確保法の枠組みである。先に見たように，特定認定再生医療等委
員会は研究機関から独立した専門的な組織であることが求められ
たため，研究機関の長の諮問機関とは位置づけられていない。し
かしその一方で，研究機関の長（「再生医療等提供機関の管理者」）
が全責任を負って研究や医療を行うという枠組みが採用されてお
り，研究者は委員会に対して直接申請することはできない。その
ため，研究者はまず研究機関の長に対して申請を行い，研究機関
の長がその内容を確認した上で委員会に申請することになり，こ
れは従来の研究機関の長を中心とする仕組みと同一である。これ
に対して臨床研究法の流れは，倫理審査委員会への申請に関し
て，研究機関の長の事前の許可を要さないという点で特異なもの
である。

　もっとも，この流れは国際的には標準的なものであり，日本が
これまで依拠していた研究機関の長の許可と倫理審査委員会での
審査が一体となった体制の方が例外的であった。すなわち，倫理
審査委員会は研究計画全体の倫理的・科学的妥当性の評価を中心

177

に行い，研究機関の長はその判断に基づいて当該機関での実施に関わるローカルな許可を与える，という役割分担がそれである。その意味では，臨床研究法の成立に伴い，ようやく日本の臨床研究の実施体制において，研究者，研究機関の長，倫理審査委員会の三者間での責任の分有が公式に認められたとみることができる。実際，臨床研究法では研究者に対する明確な罰則が定められており，これも日本の研究関係の法律としては異例のことである。

　なお，実際には臨床研究法の施行規則を検討する過程において，研究機関の長（「実施医療機関の管理者」）の責務についても明記することとなったため，施行規則には研究機関の長の役割も一定程度書き込まれた。ただし，認定臨床研究審査委員会への申請に関しては，研究機関の長による事前の許可は不要とされたままである。いずれにしても法律本体で研究機関の長の役割が明記されていない以上，最終的に全ての責任を長に負わせることはできないことは自明である。

４）認定臨床研究審査委員会の概要
　それでは、以上のような位置づけを与えられている認定臨床研究審査委員会の要件はどのようになっているのだろうか。以下では，厚生科学審議会臨床研究部会での議論を加味しながらその概要のみを整理しておきたい。

　委員会の構成・成立要件に関しては，医学系指針から大きく変わるものにはなっていない。すなわち，医学・医療の専門家，法律・生命倫理の有識者，一般の立場の者の３つのカテゴリーそれぞれから委員が出席することを基本とし，全体で５名以上，男女

両性から構成される，といった要件である。ただし，先述したように専門性や独立性を高めるための要件として，再生医療安全性確保法と類似の規定が追加されている。その1つが技術専門員制度であり，もう1つが外部委員を過半数とするという規定である。なお技術専門員については，再生医療安全性確保法においては基本的には疾患領域の専門家が想定されていたが，臨床研究法ではそれに加えて，生物統計家と臨床薬理学の専門家が明示されている。これは，臨床研究法では再生医療安全性確保法とは異なり，委員構成自体を医学系指針からほぼ変えなかったため，専門性の確保については技術専門員の活用により、より大きく補うことになったためである。

　これに対して，臨床研究法独自の規定も幾つか追加されている。1つ目は検討会報告書でも強調されていた事務局機能に関して，施行規則では「運営に関する事務を行う者が4名以上であること」が明記され，かつ施行通知[注7]で「実務経験を1年以上有する専従の事務を行う者を2名以上含むこと」と追記されている点である。こうした事務局員の経験や人数に関する明示の法律上の規定は国内では初めてのことであろう。加えて，臨床研究法では事務局業務のなかに研究対象者からの相談対応も含まれることになっている。これらを併せて考えると，従来のような事務職のみの事務局体制では対応できないことは明白であり，臨床研究や治験の支援や管理業務の経験を有する専門職による対応が期待されていることがわかる。

注7）　臨床研究法施行規則の施行等について（平成30年2月28日付け医政経発0228第1号・医政研発0228第1号厚生労働省医政局経済課長・研究開発振興課長通知）を参照。

もう1つの特徴は，審査を担当する委員や技術専門員の利益相反管理が厳格化されていることである。もちろんこれまでも，GCP省令や医学系指針においても審査対象となる研究計画に関与している委員や研究機関の長は審査に関与しないことが定められてきた。しかし施行規則ではこれらに加えて，「同一の医療機関の診療科に属する者」や「過去1年以内に多施設で実施する共同研究（……）を実施していた者」などについても審査から外れるよう規定している。いずれにしても，これら2つの提案は臨床研究法独自のものであり，より高いレベルで専門性と中立性を担保するための仕組みとして提案されていると理解できる。

4．臨床研究法施行後の課題

以上ここまで，臨床研究法に至るまでの我が国の倫理審査委員会に関する施策の概要と法の下での倫理審査の特徴を整理してきた。前半でまずは「集約化」と「質保証」という2つの側面から主に国内の倫理審査委員会制度改革の過程を確認した上で，後半では臨床研究法成立の背景とそこで構想されている新たな倫理審査の仕組みの特徴を明らかにした。特に強調したのが，臨床研究法ではこれまでの法律や指針とは異なり，研究機関の長以外に研究者と倫理審査委員会が明確な責任主体としてクローズアップされていること，専門性や中立性の確保のために既存の法や指針にさらに上乗せした要件が定められている点である。そこで最後に，以上の議論を踏まえて，臨床研究法施行後になお残る課題を3点指摘しておきたい。

1点目は，研究機関の長の許可を前提としない倫理審査委員会

への申請という臨床研究法の仕組みを，速やかに他の法律や指針に反映させることである。今回，臨床研究法では、委員会の意見を得た後に研究機関の長に許可を求めるという仕組みが初めて採用され，研究機関の長の許可と倫理審査委員会の判断とが明確に区別された。これは極めて重要な「改善」であり，今後同じ改正を治験や他の臨床研究に関するルールに加えていく必要がある。

というのも，本稿でも述べたように，2008年から治験や臨床研究に関しては倫理審査のアウトソーシングが可能になっているにもかかわらず，現実にはほとんど進んでいない理由の1つがこの点に関係しているからである。現行のルールでは全て研究機関の長を経由しなければ倫理審査委員会の意見を聞くことができないため，他機関への倫理審査依頼の手続きが極端に複雑化している。とりわけ不合理なのが，研究計画の軽微な変更などのマイナーな申請手続きであっても，「一括した審査」のためにはその度全研究機関の長から審査依頼書を収集する必要があるという点である。これに対して，臨床研究法のように，研究者が直接委員会に申請できるようにすれば，多施設共同研究であっても研究グループの代表者が速やかに1つの委員会に申請することができるようになる。これこそが真の「一括した審査」であり，現在の制度ではこれが不可能になっている。倫理審査という有限な資源の有効利用のためにも，この点は早急な改善が期待される。

2点目は，今後真の意味での集約化と質保証の仕組みをどう構築していくのか，という課題である。この点については，残念ながら再生医療安全性確保法での制度的な「失敗」が，臨床研究法の制度設計に十分には活かされていないため，臨床研究法施行後も解決は期待できない。先述したように，日本版「地域倫理審査

委員会」として構想された特定認定再生医療等委員会は，法の施行から3年経った現時点で，当初の見込みとは全く異なる方向に進んでいる。当初案では全国に数個しか作られない予定だった委員会は今や50以上に膨れ上がり，集約化も質の標準化も全く進んでいない。また，委員会数の増大に伴い，一委員会あたりの審査件数は年々減少し，コスト的にも持続可能な運営が困難になっている。さらに，申請者が自由に申請先を選べるために，審査の「緩い」委員会を選択する危険性もある。この傾向は研究機関の長ではなく，研究者自身が申請を行う臨床研究法では一層大きくなることが予想されるが，その対策は十分には考えられていない。

　いずれにしても，倫理審査委員会の集約化を自由市場に任せた場合，「悪貨が良貨を駆逐する」ことは自明であり，何らかの対策が必要である。これについては今後の不断の見直しと、いったん認定した委員会の認定の継続に関わる審査の厳格化等による実効性のある対応に期待したい。その上で，臨床研究推進のためには必須の公共的インフラとして倫理審査委員会を位置づけ，一定の公的支援を継続的に行う仕組みを再度検討する必要がある。この点に関して言えば，残念ながらここ数年間の日本の倫理審査委員会政策は，規制要件を強化することに終始しており，各委員会が質の高い審査業務を維持していくために必要な安定的な支援を欠いたものになっている。この点についても早急な見直しを期待したい。

　3点目は，臨床研究法の成立により改めて細分化されつつある規制の再整理という中長期的な課題である。2014年に大きな2つの研究倫理指針が統合され，その後も指針間でのハーモナイズ

は強く意識されるようになり，研究者にとっての共通ルール化が
ここ数年進んできた。しかし臨床研究法の成立はそのハーモナイ
ズを一定程度「破壊」することになるのも事実である。もちろん
研究倫理指針や GCP 省令との共通化は意識されているものの，
最終的にはいずれとも微妙に違うルールになっている。この点
で，将来的には現在の研究倫理指針と法律を再整理する必要があ
る。具体的には，治験と特定臨床研究と第 1 種再生医療等，第 2
種再生医療等をまとめて 1 つの法制度でカバーし，それ以外は研
究倫理指針の対象となる研究，さらには指針の対象外の研究（大
学等での自治に委ねる研究）の 3 つのカテゴリーに明確に区別し
直す，というのがそれである。特に現在，諸外国と比較しても研
究倫理指針の対象は広がっており，ある意味過剰規制になってい
る。行政指導が必要な範囲については継続的に見直し，その必要
性が低い部分については積極的に指針の対象外とすることで，研
究者の自治に委ねるという判断も必要ではないだろうか。

　いずれにしても，2000 年代後半から始まった日本の倫理審査
委員会制度改革は臨床研究法の成立によって，1 つの到達点を迎
えたと考えられる。将来的には幾つかの課題を残しているが，研
究機関の長の諮問機関ではなく，直接研究者からの申請を受けて
倫理審査委員会が審査を行うという本来の位置づけが達成された
ことは高く評価されるべきである。その意味で，これからの倫理
審査委員会は研究者や研究機関の長とは異なる明確な権限と責任
を有する主体として，より成熟した判断主体へ進化していく必要
がある。そのことを最後に確認して本稿をいったん閉じることと
したい。

謝辞

　本稿は日本医療研究開発機構（AMED）臨床研究・治験推進研究事業「研究規制環境の変化に対応した新たな研究倫理支援体制構築に関する研究」の成果の一部である。

引用文献

Bierer BE, Barnes M, Lynch HF（2017）"Revised 'Common Rule'Shapes Protections for Research Participants,"*Health Affairs*. 36（5）：784-788.

Hara A, Sato D, Sahara Y（2014）"New Governmental Regulatory System for Stem Cell-Based Therapies in Japan,"*Therapeutic Innovation & Regulatory Science*, 48（6）：681-688.

Menikoff J, Kaneshiro J, Pritchard I（2017）"The Common Rule, Updated," *The New England Journal of Medicine*, 376：613-615.

Tashiro S（2010）"Unintended Consequences of 'Soft' Regulations: The Social Control of Human Biomedical Research in Japan,"*International Journal of Japanese Sociology*, 19：4-17.

一家綱邦（2017）「再生医療安全性確保法に関する考察」甲斐克則編『医事法講座第8巻　再生医療と医事法』63-96, 信山社

井上悠輔（2012）「欧州連合（EU）における臨床研究規制」『年報医事法学』27：70-80

河内敏康, 八田浩輔（2014）『偽りの薬：バルサルタン臨床試験疑惑を追う』毎日新聞社

楠岡英雄他（2014）「厚生労働科学研究費補助金（医療技術実用化総合研究事業）「倫理審査委員会の認定制度と要件に関する検討」総合研究報告書」＜ http://www.mhlw.go.jp/file/06-Seisakujouhou-10800000-Iseikyoku/150612_1.pdf ＞ 2017年12月30日アクセス

栗原千絵子（2004）「EU臨床試験指令とイギリス臨床試験規則」『臨床評価』31（2）：351-422

栗原千絵子（2017）「米国における臨床試験規則と研究対象者保護規制」『臨床評価』45（2）：455-480

桑島巖（2016）『赤い罠：ディオバン臨床研究不正事件』日本医事新報社

高血圧治療薬の臨床研究事案に関する検討委員会（2014）「高血圧症治療薬の臨床研究事案を踏まえた対応及び再発防止策について（報告書）」＜ http://www.mhlw.go.jp/file/05-Shingikai-10801000-Iseikyoku-Soumuka/0000043426.pdf ＞ 2017年12月30日アクセス

田代志門（2008）「革新的治療をどう規制するか：研究倫理からのアプローチ」『Organ Biology』15（2）：15-27

田代志門（2011）『研究倫理とは何か：臨床医学研究と生命倫理』勁草書房

田代志門（2015）「研究倫理指針はどう変わったか：基本原則から理解する「人を対象とする医学系研究に関する倫理指針」」『クリニカルリサーチ・プロフェッショナルズ』50：28-34

武藤香織（2012）「倫理審査委員会」シリーズ生命倫理学編集委員会編『シリーズ生命倫理学第15巻　医学研究』52-69, 丸善

文部科学省，厚生労働省（2012a）「臨床研究・治験活性化5か年計画 2012」 ＜ http://www.mhlw.go.jp/stf/shingi/2r98520000026x0j-att/2r98520000026x4b.pdf ＞ 2017年12月30日アクセス

文部科学省，厚生労働省（2012b）「臨床研究・治験活性化5か年計画 2012　アクションプラン」＜ http://www.mhlw.go.jp/stf/shingi/2r985 2000002me4katt/2r9852000002me84.pdf ＞ 2017年12月30日アクセス

臨床研究に係る制度の在り方に関する検討会（2014）「臨床研究に係る制度の在り方に関する報告書」＜ http://www.mhlw.go.jp/file/05-Shingikai-10801000-Iseikyoku-Soumuka/0000068409.pdf ＞ 2017年12月30日アクセス

8

再生医療の最前線

澤　芳樹

大阪大学大学院医学系研究科心臓血管外科学教授

　世界はいま，IT による加速度的な情報通信革命と地球規模化が進む一方で，爆発的人口増加，宗教や人種対立などによる抗争，食糧事情や地球環境の悪化など地球規模の危機的課題を抱えている。その中でも，日本社会は世界で最初に超高齢人口激減社会を迎え，その社会的経済的対応が世界から注目されている。特に重要なのは，医療やヘルスケアであり，その技術が日々進化する中で，より高い価値の創造が求められている。こういった中，失われた身体機能を取り戻すために，幹細胞等を利用して組織，臓器等を再生させることにより，難治性疾患・重篤疾患や QOL 改善が必要な疾患を克服する再生医療は，従来医療の一翼を担うことを世界中から期待されている。

　再生医療の Key technology は，細胞開発であり，近年の幹細胞学の画期的進歩がその臨床応用として再生医療に大きく貢献しつつある。さらに，工学的技術を駆使して生体組織を細胞と足場材料（Scaffold）を使用して再生する組織工学（Tissue engineering）も，もう1つの重要な科学技術である。特にわが国においては，これらの基礎研究のレベルは世界屈指であり，最近の幹細胞学，細胞移植技術や培養関連技術の進歩によって再生医療は臨床応用の段階に至っており，さらに山中伸弥先生の2012年のiPS細胞に対するノーベル賞受賞は，わが国のみならず全世界の再生医療への期待に一層の拍車を掛けている。今後，普遍的な治療として一般化するには，アカデミア中心の研究開発から，企業への適正な技術移転による産業化の推進が重要な鍵を握っていると言っても過言ではない。

1. はじめに

　再生医療という言葉自体の起源や定義は未だ定かでないが，おそらくヒトES細胞が樹立された1990年代後半から2000年代にかけての頃にメディアで盛んに取り上げられ始めて，この頃海外でも"Regenerative medicine"という言葉が使われ始めた。日本再生医療学会が設立されたのも2001年であり，この頃から骨髄単核球細胞や間葉系幹細胞を使った臨床研究が行われ始めた。

　学会での定義では、再生医療とは「失われた身体機能を取り戻すために，幹細胞等を利用して組織，臓器等を再生させることにより，難治性疾患・重篤疾患やQOL改善が必要な疾患を克服する」とされている。それ以前は，このような細胞を使った治療は，そのまま細胞治療や"Stem cell therapy"と呼ばれていた。

　一方，1990年前半に組織工学すなわち"Tissue Engineering"をVacantiらが最初に打ち立てた。その概念では，生体粗織を細

胞と足場材料を使用して再生する技術を指した。現在では，組織工学，幹細胞工学，遺伝子治療などの技術を用いて，組織・器官・臓器を再生する「再生医療」を含める場合が多い。ここでは，再生医療全般についての進展について概観する。

2003 ～ 2004 年の再生医療分野は，次第に医療分野における実践が大変進んだ一年であった。基礎研究の充実から一気に臨床応用の流れができ，臨床応用の可能性が証明されつつある。普遍的な治療として一般化するには未だしばらくの時間が必要であろうが，新しい治療法としての将来性を強く期待させるに十分な成果が得られつつある。組織工学関連の論文数は最近急激な増加を見せており，1996 年までは全部で 90 余報であったのが，2000 年で年間 300 報を超え，2002 年では 770 余報，2004 年には 1,000 を超える勢いとなっている。さらに最近は，幹細胞学の進歩，細胞移植の臨床応用そして関連技術（バイオリアクター，培養方法など）の進歩によって再生医療は臨床応用のレベルに至っており，さらに 2012 年の山中先生の iPS 細胞に対するノーベル賞は，この領域への期待に一層の拍車を掛けている。

2．組織工学とは

疾患などで欠失あるいは減弱した身体機能を代替あるいは補強する人工臓器の開発は，工学技術の発展とともに目覚ましい進歩を遂げ，20 世紀後半の医療を大きく変えた。実際，人工腎臓の進歩は，腎不全患者の QOL 向上に貢献してきた。さらに，人工心肺は心臓の手術を安全に遂行するのに欠かせない装置となっている。

発展著しい人工臓器ではあるが，あくまで身体機能の代替，補強するための装置，機器に留まり，身体機能を一生涯代替可能であったり，また組織を再生しうるような人工臓器の開発までには至っていない。

　このような現状のなか，1993年Science誌に，M. I. T. のLanger, R. とHarvard大のVacanti, J. P. が組織工学（ティッシュエンジニアリング）という概念を提唱した（Langer R and Vacanti JP, 1993）。彼らは，組織工学を，「生物学と工学を応用し，組織を修復しうる生物学的代替品を開発する研究分野」と定義した。つまり，3大要素として細胞と足場と増殖因子を用いて，生体から単離した細胞と，適切な足場材料，増殖因子とを組み合わせることで，新たな組織を構築するという考えである（図1）。この概念は，人工臓器を革新的に発展させるものとして，大きな期待を集めた。

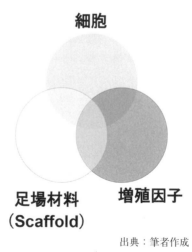

出典：筆者作成

図1　組織工学の3大要素

さらに組織工学は，発生生物学，幹細胞研究，遺伝子治療，ドラッグデリバリーシステム（DDS），バイオマテリアルなどの最先端技術の知見を取り込むことで，再生医療と呼ばれる，統合的に組織・器官の再生を目指す治療体系へと発展を遂げた。

初期の組織工学は，組織の形状に合わせて成形加工した生分解性高分子材料に細胞を播種し培養系もしくは生体内で組織構造を再生させるというものであり，実際に皮膚，骨，軟骨，血管などの作製が試みられ，比較的単純な組織構造と生理学的機能を再生することは可能となった。

このように，骨，軟骨のような，細胞外マトリックス成分を豊富に含む組織を構築する手段として，初期の組織工学技術は大変有効な手段であった。しかし，心臓，肝臓，腎臓のように，複雑な組織構造と生理学的機能，そして豊富な血管網を有し，細胞成分が主体の組織を構築するには，これまでの組織工学技術だけでは限界があり，新しい組織工学技術のブレイクスルーが必要である。

一方で，細胞移植は，血液疾患における骨髄移植として，すでに30年以上も前から行われており，すでに確立された医療となっている。さらに，糖尿病に対する膵島移植も，20年以上前に初めて行われ，現在臨床応用に向けて研究が進められている。しかし，骨髄移植であれば細胞1つ1つを，膵島移植であれば約2,000個の細胞塊を移植するにとどまっており，組織構造を維持したまま多くの細胞を移植する場合には，臓器移植に頼るしかなく，ドナー不足の問題が常につきまとうのが日本の現状である。

このように細胞移植の問題を解決する手段としても，組織工学的手法による移植組織の構築は重要な技術となる。

3．基盤技術の進歩

1）細胞ソース

　特筆すべき点は，我が国でヒト ES 細胞の開発がようやく始まり，その研究が進歩したことである。これを契機に，ES 細胞を用いた再生医療についての研究がいっそう進展することが期待される。ES 細胞は無限に近い増殖能をもち，また種々の細胞への分化能が高い。再生医療においてはきわめて高い注目を集める細胞であり，細胞源としての期待は高まるものの，組織への移植はまだ展望が開けておらず，かなりの年月を要するものと思われ，逆にES 細胞から他の細胞への分化に関与する遺伝子の探索が進められている。

　一方，目的の細胞に分化するために必要な遺伝子の下流にマーカー分子を導入し，これを目印にして目的細胞を分離する試みも報告されている。ES 細胞以外については，生体幹細胞の探索が続いており，心筋細胞においても幹細胞が存在することが Anversaや Schneider らによって報告され，今後の研究の進展が期待される。

2）ドラッグデリバリーシステム（DDS）

　細胞と足場材料とを組み合せた組織工学において，生体組織が十分再生されない場合，細胞の増殖・分化を調節するタンパク質である細胞増殖因子あるいはそれらをコードしたプラスミドDNAなどの遺伝子を利用する必要がある。しかしながら，これらの生理活性物質は生体内で速やかに分解，消失するため，その生理活

性を保持したまま一定期間生体内で徐放化が可能なDDSが必要不可欠である。生体内では，多種多機能な細胞増殖因子が精緻に調節されながら細胞へ作用することによって，細胞の機能を調節していることから，多種類の細胞増殖因子を異なるタイミングで作用させることができれば，より生体を模倣した徐放化システムが構築できると考えられる。insituでの組織再生を目指したDDS型の再生医療についても多くの報告があった。放出する薬物は，再生医療に関連する増殖因子および遺伝子である。目的も多様で，種々の増殖因子（bFGF，NGF，EGF，VEGF，PDGF）が対象であり，遺伝子でも同様の広がりを見せている。徐放体の担体としてはコラーゲン，ゼラチン，フィブリンなど，従来から用いられている材料が多数を占める。最近の特徴としては，組織再生の対象となる臓器・組織が拡大している点が挙げられる。心臓，骨，神経，血管新生，膀胱，脂肪組織，軟骨などが対象となっている。

3）足場材料（Scaffold）

現在，足場材料として研究されているバイオマテリアルは，ポリグリコール酸（PGA），ポリ乳酸（PLA），あるいはそれらの共重合体，L-乳酸-ε-カプロラクトン共重合体などの生体吸収性合成高分子，およびコラーゲン，ゼラチン，ヒアルロン酸などの天然高分子である。臨床応用の観点から，すでに再建外科治療で使用されているこれらのバイオマテリアルを用いて足場材料が作製されている。しかしながら，生体の細胞外マトリックスは，細胞の移動，増殖，分化などの細胞の機能制御に適した，多種多様な三次元構造とシグナルを伝達するメカニズムとを兼ね備えてお

り，現在，このような高次機能を持つ足場材料は開発されていない。従って，足場材料の創製には多孔質足場材料の幾何学的構造は足場材料表面の物理化学的性質の制御のみならず，細胞の接着性とその生理活性との制御を可能とする細胞外マトリックス成分や細胞増殖因子などの生体成分をうまく複合化することも考えなければならない。これらが組織工学への応用を目指した新しいバイオマテリアルの研究に要求されている課題の1つであろう。

　原料に生分解性高分子を用いることは，再生医療用の足場材料として重要であるが，その吸収分解時の炎症反応も懸念されている。これらの問題点の多くは組織そのものではなく，細胞成分に由来することが多いことから，細胞を除去してコラーゲンを主体としたマトリクスとして利用することで，問題点を克服できることが期待される。このような考え方から，生物組織からの脱細胞化法が考案され，移植組織としての応用が検討されている。代表的な脱細胞化法は界面活性剤を用いた洗浄である。トリトンX-100やSDSの水溶液に組織を浸し，24～48時間洗浄した後に緩衝液で洗浄して界面活性剤を除去して用いる。

４）細胞シート

　一方，足場材料を用いない組織工学技術による再生治療法として，岡野・清水・澤らは温度応答性培養ディッシュで心筋細胞または筋芽細胞を培養し，これらの細胞をシート状を保ったまま脱着させ，重層化した。ラットの心筋梗塞モデル作製2週間後にこれらの細胞シートを移植したところ，いずれの場合にも心拡張収縮能の向上，左室拡大の抑制が観察された（Memon *et al.*, 2005a；Miyagawa *et al.*, 2005；Shimizu *et al.*, 2001）。特に，

心筋細胞シートでは Connexin43 の発現，血管新生を伴って生着し，心房刺激に同期してシート部分のパルスは追従した。また筋芽細胞シートも Connexin43 の発現は認められないものの生着し，左室機能改善が観察された。

　心筋細胞シートは，移植前のコンディショニングに優れ，また，シート状であるために，移植後に細胞が散逸せず，効率の良い細胞デリバリーシステムを実現しており，細胞の移植法の考察という点でも興味深い。細胞シートを用いた研究は心筋細胞シート以外にも広範な広がりを見せており，前述の角膜，膀胱など対象臓器を広げつつある。

4．再生医療の臨床応用

1）血管パッチと人工血管

　新岡らは自己細胞を用いた組織工学血管の臨床応用を開始し，骨髄細胞（BMCs）を用いた再生血管の臨床について報告している（Shin,oka et al., 2005）。彼らは，L-乳酸-ε-カプロラクトン共重合体（PCL-PLA）からなるスポンジに，患者の自己BMCs を播種した再生血管を移植した。患者は成長期の小児で，最大 26 ヵ月のフォローアップ中，すべての患者において血栓形成，狭窄などの副作用は観察されなかった。足場材料として用いられている生分解性高分子は徐々に分解し，患者自身の組織と置き換わることが観察されている。

2）角膜上皮再生

　西田，岡野，大和らは，上記細胞シート技術を用いて患者の

健康な角膜輪部を数ミリ程度採取し，これを培養してシート上に
成長したものを再度患者に移植する治療方法を臨床応用し New
England Journal of Medicine に報告した。両目が患部の場合
は，口腔粘膜の細胞を用いる。角膜は上皮，実質，内皮の三層
構造をとっているが，角膜は比較的再生が容易であり，今後は
Fieder 細胞として自己脂肪細胞を用いた臨床試験を開始予定であ
る。一方，木下および新村らは，羊膜シートの上に角膜上皮細胞
を播種し，シート上を被覆するまで培養して移植に用いている。

3）細胞移植

　虚血性心疾患や糖尿病性末梢循環不全症の治療法として，自己
細胞を患部に移植し，血行再建・組織再生を促進する医療が試み
られている。自己細胞としては，骨格筋芽細胞あるいは骨髄由来
幹細胞，血管内皮前駆細胞，末梢血単核球が用いられている。末
梢循環障害に対する骨髄単核球投与のランダマイズスタディにお
いて，細胞移植治療法の有用性が示され，この分野の研究が大き
く進展しつつある。また，硬組織関連では人工関節の骨結合部に
骨髄細胞を播種する治療法が臨床例を重ねている。再生医療技術
を用いた人工皮膚の研究・臨床応用も続けられている。

5．細胞シート移植による心筋再生治療技術の開発

　近年，重症心不全患者に対する心機能回復戦略として，細胞移
植法が有用であることが報告されており，すでに自己骨格筋芽細
胞による臨床応用が欧米で開始されている。我々も，自己骨格筋
芽細胞と骨髄単核球細胞移植を併用すると，単独より心機能改善

再生医療の最前線 8

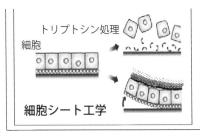

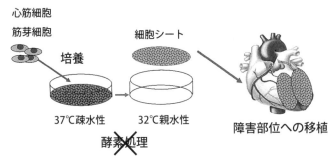

出典：筆者作成

図2　細胞シート工学を用いた心筋再生治療

効果が高いことを証明し（Memon *et al.*, 2005b），大阪大学医学部附属病院未来医療センターにおいて臨床試験を進めている。しかし，実際に細胞移植法により臨床的に心機能を十分に向上させるためには，直接心筋内注入による細胞移植方法では，移植細胞の70～80％の細胞が失われ，その効果が十分に発揮できない点や，不整脈等の副作用，大量かつ安全な細胞源の確保，細胞外環境整備による移植細胞の定着等細胞移植による種々の問題の解決が不可欠である。これらの問題を解決し，バイオマテリアル技術を応用した組織工学的手法による心筋再生治療を実現すべく，我々は，温度感応性培養皿を用いた細胞シート作製技術の心筋再

コントロール　　　　筋芽細胞シート移植

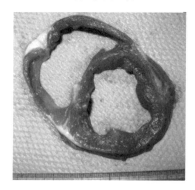 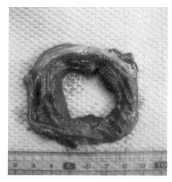

出典：筆者作成

図3　筋芽細胞シート移植による心拡大抑制効果
（イヌ高速ペーシングモデル）

生治療への応用を試みた（図2）。

　細胞シート工学により作製した筋芽細胞シートは，従来法であるNeedle injection法と比較して，組織，心機能改善効果が高いことが認められ，骨格筋芽細胞シート移植が，虚血性心疾患，拡張型心筋症など重症心不全の新たな治療法となりうることが示唆された（図3）。

　以上の結果から，我々は現在，大阪大学医学倫理委員会を経て大阪大学医学部附属病院未来医療センターにおいて，骨格筋芽細胞シート移植による心筋再生治療の臨床試験を以下のように実施した。2006年7月に倫理委員会の承認を得て，左室補助人工心臓を必要とするような末期的拡張型心筋症患者に対する自己筋芽細胞シート移植を計画し，2007年5月に第1例目に対しての臨床試験を開始した。患者は55歳の男性。2004年より心拡大を指摘されていたが，2006年に心不全が増悪し，左室補助人工心臓

（LVAS）を装着した。しかし，自己心機能の回復がLVASを離脱するほどには及ばず，本人の同意のもと，臨床試験に登録し治療を開始するに至った。2007年3月に大腿部より筋肉を採取し約1ヵ月間の培養後，凍結。同年5月に再培養・シート化して，開胸下に細胞移植を行った。その後の患者の心機能はLVASを離脱できるほどに回復しBNPも正常化し，同年9月にLVASから離脱，12月には退院となった。細胞シート移植後において，致死的不整脈をふくむ合併症は発生しなかった。退院半年の経過後も心不全の再発は認められなかった。以後3例の患者に同様の治療法を実施した。いずれの症例においても，筋芽細胞シートの機序がパラクライン効果と考えられる限りにおいては，心機能回復効果は患者のViabilityの残存程度によると思われた。

　一方，ヒト幹細胞指針に沿って人工心臓未装着の虚血性心筋症患者の自己筋芽細胞シート治療も20例に施行し，さらにテルモによる企業治験も終了し，現在日常診療への普及が期待されている。本治療法の適応を考える上で，不全心におけるViabilityの残存程度の評価が重要で今後，症例を重ねつつ，安全性および有効性を検討する予定である。

　そして，細胞シート工学をさらに発展させ，組織・器官の構築のための血管構築技術・組織培養技術を導入し，invitroで血管網を付与した肉厚で高機能なバイオ心筋開発の研究を合わせて進めており，移植医療に変わるような新しい心筋再生治療の開発を目指している。

6．iPS 細胞による心筋再生治療

　2007 年 11 月，山中伸弥教授（京都大学）らがヒト iPS 細胞の樹立に成功したニュースは世界中を駆け巡り，再生医療実現化に対する期待は大いに高まっている。実際に，ヒト iPS 細胞の樹立が報道され，山中教授らが報告した雑誌「Cell」のオンラインサイトで閲覧できる，iPS 細胞から作製された心筋細胞が拍動している動画を見たときの衝撃は記憶に新しい。さらに山中教授は 2012 年 10 月にノーベル生理学医学賞を受賞された。この快挙は，これまでの生命科学のメカニズムを説き明かす大変大きな発見であるとともに，これまで治療法が無かった難病の患者さんにも光が届く可能性が大いに期待され，発見から 8 年でのノーベル賞受賞となった。さらに，2014 年には神戸理研の高橋政代プロジェクトリーダーが，世界初の iPS 細胞を用いた網膜再生の臨床試験に成功し，さらに 2017 年には CiRA 由来の他家 iPS 細胞を用いた臨床試験も開始した。このように iPS 細胞の安全性検証等のもと各臓器への治療応用がいよいよ始まった。

　心臓再生治療開発において，前述のシート化する細胞源として筋芽細胞では，Responder は限られてくるし，その治療効果のメカニズムは，あくまでも筋芽細胞から分泌される成長因子等の影響が大きく，自己の組織修復能を賦活化し，心機能を改善させることにあり，失われた心筋組織を本格的に修復・再生するためには，やはり心筋細胞を補充することが必要で，iPS 細胞由来の心筋細胞による再生治療こそ“真”の心筋再生治療と呼べるのではないかと考える。

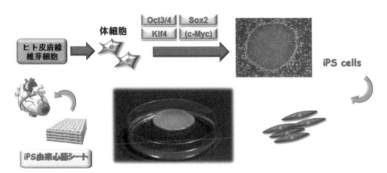

出典:筆者作成

図4 iPS心筋再生治療:
iPS由来心筋細胞から細胞シート技術によるバイオ心筋開発

　我々はすでに,心筋細胞シートの移植のほうが,筋芽細胞シート移植より,さらに有効性が高いことを証明している。その点からも,より効果の高い細胞源の開発が必要で,特に,細胞シート技術による心筋細胞移植の場合Gap-junctionを温存した状態で移植が可能であるため,このGap-junctionを発現する細胞の開発が必要である。

　iPS由来細胞シートは機序的に,心筋細胞シートと同様に電気的につながって,直接拍動を伝え,心機能改善をもたらしうる可能性があるだけに,iPS細胞への期待は大きく,山中教授との共同研究においてiPS細胞からの高効率の心筋細胞の分化誘導とTeratomaの発生抑制および,そのシート化と心不全モデルへの移植による成果が期待される(図4)。心筋再生については,現在臨床応用を展開している筋芽細胞シートがサイトカイン療法であり,無効例が存在するが,これらの無効例に対しては心筋補充療法が必須と考えられる。我々は,すでにブタの心筋梗塞モデル

において，ヒト iPS 細胞由来心筋細胞シートが心筋梗塞や心機能を改善させることを証明した。すなわち iPS から拍動する治療用ヒト心筋細胞様細胞の高率な分化誘導に成功すると共に，未分化iPS 細胞の除去法とそれに伴うレギュラトリーサイエンスが確立すれば，細胞シートによる再生治療も本格的になると考えられる。

7. 再生医療に関する規制改革

　現在の治療法では不可能であると同時に，多額の医療費が必要であり，現在の世界的な財政難を鑑みても，難治性疾患の克服は困難であるのが現状である。このような医療情勢を踏まえると，これまでの医療概念を覆すような再生医療技術により，難治性疾患を克服することが必要であり，これまでの医療技術よりも安価にできる限り早く患者の手元に届けることが必須であると考える。

　このような背景の下に 2015 年に日本政府当局では，厚生労働省，文部科学省，経済産業省など省庁を中心にその縦の障壁を超えて議員立法による「再生医療推進法」，改正薬事法「医薬品医療機器等法」による再生医療の章立て，そして「再生医療等安全性確保法」などの再生医療関連の法制化が進んだ。従来の法規制では世界的にも，新しく技術開発された再生医療が薬事承認を受けるためには大きな隘路になっていたが，今回の再生医療推進法の下に改正された新しい医薬品医療機器等法にそった再生医療等製品の条件期限付き早期承認制度によって，柔軟な運用のもとに迅速な再生医療における製品化が期待される。一方，臨床研究や自由診療においても，被験者保護の観点から再生医療細胞治療は安全に行われなければならないことにより，再生医療等安全確保

法の遵守も期待されている。

　一方，国際情勢を鑑みた場合，米国でも 21st Century Cures Act として日本の制度に追随しようとし，他の国々でも同様の動きが見られる。このような状況の中，議員立法である再生医療推進法を制定した我が国が，その適正な運用によって，国際的なオピニオンリーダーとして確固たる地位を確立し，新規医療産業の創出という巨視的視点に立った「オールジャパンでの再生医療の社会実装」をより一層推し進めることが重要と認識している。

引用文献

Langer Rand Vacanti JP（1993）"Tissue Engineering,"*Science*. 14；260（5110）：920-926.

Memon IA, Sawa Y, Fukushima N, et, al.（2005a）"Repair of Impaired Myocardium by Means of Implantation of Engineered Autologous Myoblast Sheets,"The Journal of Thoracic and Cardiovascular Surgery. 130（5）：1333-1341.

Memon IA, Sawa Y, Miyagawa S et al.（2005b）"Combined Autologous Cellular Cardiomyoplasty with Skeletal Myoblasts and Bone Marrow Cells in Canine Hearts for Ischemic Cardiomyopathy," Journal of Thoracic Cardiovascular Surgery. 130（3）：646-653.

Miyagawa S, Sawa Y, Sakakida S et al.（2005）"Tissue Cardiomyoplasty Using Bioengineered Contractile Cardiomyocyte Sheets to Repair Damaged Myocardium：Their Integration with Recipient Myocardium,"Transplantation. 80（11）：1586-1595.

Shimizu T, Yamato M, Kikuchi A and Okano T（2001）"Two-dimensional Manipulation of Cardiac Myocyte Sheets Utilizing Temperature-responsive Culture Dishes Augments the Pulsatile Amplitude,"*Tissue Engineering*. 7（2）：141-151.

Shin'oka T, Matsumura G, Hibino N *et al.* （2005）"Midterm Clinical Results of Tissue-engineered Vascular Autografts Seeded with Autologous Bone Marrow Cells," *The Journal of Thoracic and Cardiovascular Surgery*. 129 （6）：1330-1338.

9

再生医療新法と薬事法改正による
研究開発環境の変化
―開発企業の立場から―

鮫島　正

テルモ株式会社執行役員

1．はじめに

　再生医療は，これまでに有効な治療方法がなかった疾患に対する新しい治療方法として，大いに期待されている。わが国では，過去よりこの分野で多くの研究が行われてきたが，京都大学山中伸弥教授のヒト人工多能性幹細胞（iPS 細胞）の研究開発を背景に，再生医療に関わる基礎研究から臨床応用までの実用化への取り組みが，国家プロジェクトによって加速されることとなった。また，再生医療に関連する新たな法律の整備が国会で決議されるなど，幅広い推進策が進められてきた。このような施策は国民の関心も高く，そのため，様々な研究の成果が繰り返し報道されており，その関心の高さに応えることで研究が進められ，さらに新たな取り組みが行われる，というように，研究から実用化に向けた再生医療の研究開発が，これまで良い形で循環してきたと言え

205

ハートシート：虚血性の重症心不全患者を対象とした再生医療等製品

承認概要
・一般的名称：ヒト（自己）骨格筋由来細胞シート
・承認番号：22700FZX00002000
・条件及び期限付承認、承認の期限：5 年
・対象とする心不全の状態：NYHA 心機能分類がⅢ又はⅣ度
　　　　　　　　　　　　安静時における左室駆出率が 35% 以下

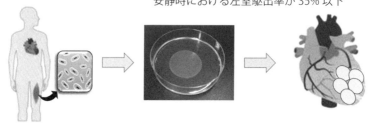

図1　ハートシートの概要（テルモ資料）

る。加えて，このような環境変化に応じて，医薬品や医療機器業界だけではなく，それ以外の業界からも再生医療領域への企業参入が行われるようになっている。弊社では，それまでの医療機器開発の経験をもとに 2000 年頃から再生医療分野への研究開発に着手し，上記のような開発環境の変化の中で東京女子医科大学岡野光夫教授，大阪大学澤芳樹教授との共同研究を通じて，虚血性重症心不全を対象疾患とした再生医療等製品「ハートシート」の開発を進めた。

　その結果，2015 年に世界で初めて心臓病に適応できる自家細胞製品としての製造販売承認を取得し，販売を開始している（図1）。この間，再生医療産業に関する国内外の調査において，大きな市場規模の成長が予測されているが，わが国では弊社品を含

めて４品目の再生医療等製品が承認された段階にある。また，研究段階から製造段階に使用される試薬や理化学製品，あるいは，培養用の機器や設備などの周辺産業の市場についても，大きな変化にまでは至っていない。

本稿では，再生医療分野での弊社の製品化への取り組みと，この期間に得た国内外の情報や産官学の動きを整理したうえで，わが国の再生医療の実用化研究の大きな推進力となった法律の整備に伴う開発環境の変化と今後の課題について，企業の視点から考察する。

２．弊社での再生医療等製品の開発と 関連する周囲の状況

この節では，私どもが再生医療等製品を開発するに至った経緯と，開発初期からの様々な経験と関連する行政の動きについて整理した。

１）弊社の細胞取り扱いの歴史と開発の背景

弊社の生細胞の取り扱いの経験は長く，1969年に日本で初めて血液保存バッグを販売開始してから現在に至るまで，輸血用の赤血球や血小板の分離や保存，白血球除去等に用いる医薬品医療機器を開発販売している。また，1970年代後半からは，患者から直接血液を取り出して体外循環させる機器の開発を進め，人工腎臓や人工肺などを製品化した。さらに1980年代から1990年代には，血液適合性材料や生体適合性材料，さらには生体由来材料に関する研究開発を実施してきた。当時は，国内外で医用高分

子の研究が非常に盛んに行われており，大手の繊維化学メーカーによる研究や産学での共同研究も多く，また，人工臓器学会や医用高分子研究会等の学術集会では，医療機器を開発する企業からの研究報告が多く見られた。

弊社はこの時期に，養子免疫療法用に開発された細胞分離や培養のシステムを海外企業から取得しており，また，リウマチなどの免疫系疾患を対象とした血液浄化システムの開発や，臍帯血バンク用フィルター，バッグシステムの開発を行うことで，治療用ヒト細胞の無菌処理プロセスを構築するための閉鎖系システムに関する技術とノウハウを蓄積してきた。その後の経済状況と医療環境の変化によって，当時，開発を進めていた細胞関連開発テーマの多くは製品化に至らなかったが，コラーゲンを用いた真皮欠損用グラフト「テルダーミス」の商品化や，血液センターや大学病院向けの輸血用血液処理機器の技術を基盤に，新たな開発対象の候補である細胞を用いた再生医療関連の情報収集を継続していた。

2）心臓病を対象とした再生医療の開発着手と計画変更

1990年代後半には，胚性幹細胞（ES細胞）研究に加えて，成体幹細胞（もしくは体性幹細胞）が確認され，国際的に新たな細胞治療に関する多くの研究報告が行われた。わが国では，弊社も参加した後述する細胞治療に関するワーキンググループによるガイドラインの作成や規制整備が行われ，また，政府が主導して技術革新に取り組む「ミレニアム・プロジェクト」の中で革新的医療技術の実現の一つに再生医療が取り上げられた。再生医療という言葉は，この頃から，それまで使用されていた細胞治療とい

う言葉に代わって使用されるようになった。このような細胞を用いた再生医療研究の進歩や関連する国の動きを背景に，弊社は，改めて自社技術と事業的観点から開発の方向性を見直し，弊社の主力事業である心臓血管領域に対する再生医療に注目して開発に取り組むこととなった。当時，弊社が開発を進めるにあたり重要視したのは，医療の未充足ニーズへ対応することと，早く臨床現場に届けられること，の2点であった。このため，まず，わが国の死亡原因の2番目である心臓病を開発の対象疾患とした。また，当時，心臓の再生医療の研究が行われていた胎児心筋細胞，骨格筋芽細胞，平滑筋細胞，線維芽細胞，ES細胞，骨髄由来細胞などの中から，米国で臨床試験が開始されていたことと，自家細胞であり分化能が限られて安全性の課題が少ないこと等から，早く実用化できる可能性が高い骨格筋芽細胞を開発対象として選択することとした。

　その上で，当時海外で臨床試験に着手していた複数の企業への接触を経て，2002年に米国ベンチャー企業と契約を締結し，心臓病に対する再生医療の開発を開始した。

　この頃の心臓への細胞移植方法は，開胸手術による心壁への直接注入による移植か，カテーテルを用いた冠動脈もしくは心臓内からの注入による移植が用いられていた。弊社の契約先は，米国での臨床試験を開胸手術による移植で実施していたことから，弊社もこの移植方法による非臨床試験や日本での治験準備を進めた。当時の関連通知に従って，治験届前の確認申請を開始したが，弊社が計画した細胞，移植の方法，移植の部位，対象とする疾患のいずれも国内に前例がなかったことや，治療用細胞に関する承認区分が明確になっていなかったことなどから，厚生労働省

209

や独立行政法人医薬品医療機器総合機構（PMDA）との協議に長い時間を要し，確認申請の適合承認を受領するまでに，約3年が経過していた。

　この審査の間に，欧州で自家骨格筋芽細胞を心臓へ注入する方法で行われた海外企業の臨床試験の中間報告において，明確な有効性が得られなかったことから，その試験を中止する発表が行われた。一方，国内では，独立行政法人新エネルギー・産業技術総合開発機構の2006(平成18)年度〜2009(平成21)年度事業「心筋再生治療研究開発」が開始され，弊社は，大阪大学からの再委託としてこのプロジェクトに参加し，大阪大学が開発した心臓病治療を目的とした細胞シートの開発協力を行うこととなった。このような時間経過と研究状況の変化から，弊社は開発計画を見直した結果，確認申請に適合した国内治験を開始せずに米国企業との契約を解消して，国内で臨床研究を開始していた大阪大学の澤芳樹教授と自家骨格筋芽細胞シートに関する共同研究を開始した。さらに，この共同研究によって，2008（平成20）年11月に内閣府から発表された先端医療開発特区（スーパー特区）の採択課題「細胞シートによる再生医療実現プロジェクト（研究代表者：東京女子医科大学岡野光夫教授）」に参画することが可能となり，弊社が治験を実施するに至った。

　この細胞シートの移植は，心筋に細胞を注入するのではなく，開胸手術によって心臓表面に骨格筋芽細胞で形成した薄い細胞シートを移植する方法であり，治験を開始するために，弊社は多くの非臨床試験をやり直すこととなった。例えば，ブタを用いた心不全モデル動物への移植を繰り返してデータを収集し，心臓機能が有意に回復する結果を得ると同時に，安全面で懸念された不

整脈の発生を起こさないことを確認した。また，移植する細胞シートの全身毒性や造腫瘍性の試験のために，ヒト細胞を免疫不全マウスへ移植する試験系を樹立して，非臨床安全性試験データとして取得した。また，製造に関しても，最終的な移植形態となる細胞シートの品質を保証するために，改めて多くの試験データを収集することが必要であった。

3) ハートシートの治験と製造販売承認

弊社は，自家骨格筋芽細胞シートでの治験を開始するために，上述した各種試験の結果をまとめて，改めて2010年に確認申請を行った。最初の確認申請によってPMDAとの協議を繰り返していたことに加えて，再生医療に関連する通知の見直しが行われていたことから，この確認申請では約1年で指針適合の通知を受領することができた。

しかし，承認区分は骨格筋芽細胞シートで考えられる心臓組織への作用機序から医薬品となり，新設された再生医療に関する相談制度を利用しても，治験届の提出までには，さらに約1年が必要であった。最終的に認められた治験計画では，医薬品の探索的試験と検証的試験の2段階を実施することとなり，2012年から探索的試験7例の移植を開始した。この治験の対象患者は，虚血性心疾患による重症心不全として，有効性と安全性の評価を行った（図2）。この結果，7例中5例が有効となり，また，安全性と使用に関しての問題がないことが確認された（図3，Sawa *et al.*, 2015）。

一方，この治験を実施している間に，次節に述べる再生医療に関する法律が成立して関連する法令通知が整えられた。そし

主な適格基準	《選択基準》 ・年齢 20 歳以上 ・虚血性重症心疾患患者 (LVEF ≦ 35%、NYHA III ~IV) ・最大限の内服治療及び標準的な治療(CABG, MVR, SVR, CRT, PCI 等) 施術後 3 ヶ月以上経過 《除外基準》 ・高度の肺高血圧症 ・骨格筋疾患
主要評価項目	移植前 /26w LVEF 変化量（心プールシンチグラフィ）
副次評価項目	・心臓 CT (移植前 /26w) での心機能評価 ・心エコー（移植前 /1w/4w/13w/26w) での心機能評価、 ・6 分間歩行距離（移植前 /26w) ,SAS (移植前 /13w/26w) など

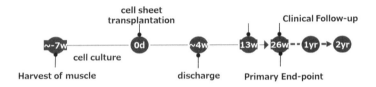

図2　ハートシート探索的治験のデザイン（テルモ資料）

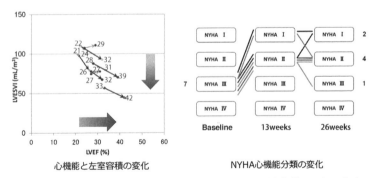

心機能と左室容積の変化　　　　NYHA心機能分類の変化

LVEF：Left ventricular ejection fraction, NYHA：New York Heart Association

図3　ハートシートの治験結果（テルモ資料）

て，2015年9月に弊社「ハートシート」は，新たに設けられた区分の再生医療等製品（類別：ヒト体性幹細胞加工製品，一般的名称：ヒト（自己）骨格筋由来細胞）として，条件及び期限付き承認を取得することとなった。さらに，保険医療材料としての保険償還価格が，同年11月の中央社会医療保険協議会での審査によって了承された。

3．わが国の再生医療に関する規制整備について

これまで述べたように，ハートシートの開発期間中に再生医療に関する法規制の見直しが行われたため，弊社は，各種の手続きに必要な製造品質を担保する規格や試験の変更を行うと同時に，海外の情報を入手して参考にしながら，アカデミアの先生方や行政の再生医療を担当する方々との意見交換や議論，さらに，再生医療に関係する業界内での意見の調整や集約を継続的に行ってきた。この節では，弊社の開発で経験した法規制の変化，産業の動き，市場状況を整理して，再生医療等製品の開発企業の立場から，現在の法規制の意義と課題について，論点を整理する。

なお，弊社「ハートシート」は，「医薬品，医療機器の品質，有効性及び安全性の確保等に関する法律（薬機法）」に従って承認を得たことから，論点は薬機法に関する内容を中心として，「再生医療等の安全性の確保等に関する法律（再生医療安全性確保法）」に関しては，現状を述べるだけとした。

1）細胞製品に関する過去の制度と産官学による意見交換

わが国の治療用ヒト細胞に関する製造及び品質に関する考え方

は，1996年にヒューマンサイエンス財団の規制準備委員会ワーキンググループにおいて作成された「細胞治療用医薬品等の安全性確保のための製造・品質管理に係わるガイドライン（案）」によって初めて公的に示された。このガイドラインは，後に，「ヒト又は動物由来成分を原料として製造される医薬品等の品質及び安全性確保について」別添1「細胞・組織利用医薬品等の取り扱い及び使用に関する基本的考え方」別添2「ヒト由来細胞・組織加工医薬品などの品質及び安全性確保に関する指針」（平成12年12月26日医薬発第1314号）に引き継がれている。この通知は，治験段階から承認後の製品までに適用され，細菌，真菌，ウイルス等の汚染の危険性への対策を安全性の観点から強く求めており，生物由来原料基準と共に，治療に使用される細胞の品質管理の考え方の基盤となっていた。

　一方，米国では，1990年代前半に，体性細胞による治療と遺伝子治療に関する規制整備が始まり，1997年にはクリントン大統領とゴア副大統領の連名で，細胞及び組織に関する規制フレームワーク "Reinventing the Regulation of Human Tissue" が提示された。このような米国政府の動きは，わが国の規制整備に大きな影響を与えた。また，この頃，細胞によるがん治療の臨床試験を欧米で実施していた海外大手製薬企業が，千葉県に細胞処理施設を設置したことも，国内関係者に治療成立は近いという認識を与えた。

　ヒューマンサイエンス財団のガイドラインは，当時の厚生省，国立衛生試験所，弊社を含めた22社の企業が参加したワーキンググループで作成されていた。このように官民共同で議論し作成されたガイドラインの内容は，その後の規制通知に引き継

がれたにもかかわらず，2000年代前半になると，大学研究者や企業から，再生医療に関する規制は産業化推進の実情に合わないのではないか，という意見が出されるようになっていた。この当時，再生医療が確立された医療手段になっていないことや，最終製品となる細胞が滅菌できないことによる感染，あるいはがん化等の予想外の危険性がゼロではないことから，慎重な規制が必要であることについては一定の合意形成がなされていた。しかし，細胞を用いた再生医療に対して医薬品並みの臨床試験を求めると，開発する研究者や企業は多額の予算確保や先行投資が必要となり，実用化までの道のりが険しくなる，という課題が明確になっていた。実際に，当時，国内外で再生医療製品を開発していたベンチャー企業が，資金繰りの悪化によって倒産する事例が発生していた。また，大学の研究者や臨床応用を進める医師からは，細胞を用いる医療行為に対して法律が求める製造販売承認に関する規制は，そのまま当てはめられないのではないか，という意見も出されていた。

　このような状況から，再生医療に関する公的な検討会や，産官学による意見交換会が開催され，研究開発の進歩に伴って明らかになる課題に対して，その都度，議論が行われていた。この結果，自己細胞や他家細胞の違いに応じた通知が発出され，また，安全性や有効性の評価手法や評価体制の整備が行われ，さらに，治験開始の大きな障壁となっていた確認申請制度が廃止されて新たな制度となり，治験を目指す大学研究者や企業をサポートするための相談制度も整備されることとなった。また，それまでは医薬品業界，医療機器業界のそれぞれが再生医療に関する議論を行っていたが，再生医療の業界団体として一般社団法人再生医療

イノベーションフォーラム（FIRM）が設立され，医療分野では3つの業界団体が連携しながら官学との意見整合を図るよう変化していた。

　このように，再生医療分野に関わる産官学は，研究開発の初期段階からそれぞれの立場で，新しい治療に関わる研究成果を早く実用化することが，最先端研究としても，医療としても，また，産業としても重要であることを認識しており，この分野における多くの課題解決を図るために，長い期間を通した議論と意見交換を繰り返してきたと言える。

2）再生医療に関連する法規制の整備

　再生医療に関する研究や産官学による議論は，国会での超党派の議員立法に繋がり，「再生医療を国民が迅速かつ安全に受けられるようにするための施策の総合的な推進に関する法律（再生医療推進法）」が平成25年法律第13号として成立することとなった。この法律によって，薬事法が再生医療等製品という新たな区分を加えて「医薬品，医療機器の品質，有効性及び安全性の確保等に関する法律（薬機法）」に改正され，また，医療機関での自由診療や臨床研究における再生医療等の安全性の確保等を図るために「再生医療等の安全性の確保等に関する法律（再生医療等安全性確保法）」が施行されることとなった。さらに2016年には革新的な医薬品等の実用化を促進するための「先駆けパッケージ戦略」がまとめられ，再生医療でも複数の対象研究がこの指定を受けて開発が進められている。また，薬機法で承認される再生医療等製品では，国の審査を受ける期間に相当する分だけ特許権の存続期間を延長する制度も整備された。

再生医療新法と薬事法改正による研究開発環境の変化　9

表1　早期承認・迅速審査制度を受けた再生医療の一覧

国	制度	企業名	製品名	指定日※	対象疾患	概要
日本	先駆け審査指定制度	ニプロ	STR01	2016.2.10	脊髄損傷	自家骨髄間葉系幹細胞
		日本再生医療	−	2016.2.10	小児先天性機能的単心室症	自家心臓内肝細胞
		セルシード	CLS2 702C/D	2017.2.28	食道狭窄予防	口腔粘膜由来食道細胞シート
		大日本住友製薬	−	2017.2.28	パーキンソン病	同種 ips 細胞由来ドパミン神経前駆細胞
		ヘリオス	HLCM051	2017.2.28	急性期脳梗塞	同種成人骨髄由来多能性前駆細胞
米国	BT	Novaltis	CTL019	2014.7.7	急性リンパ性白血病	遺伝子導入型自己T細胞
				2017.4.18	びまん性大細胞型B細胞リンパ腫	
		Juno Therapeutics	JCAR015	2014.11.24	びまん性大細胞型B細胞リンパ腫	遺伝子導入型自己CD4・CD8T細胞
		Kite Pharma	KTE-C19	2015.12.7	びまん性大細胞型B細胞リンパ腫	遺伝子導入型自己T細胞
		Adaptimmune	NY-ESO-1c259T	2016.2.9	手術不能または転移性滑膜肉腫	遺伝子導入型自己CD4・CD8T細胞
		Gamida Cell	Nicord	2016.10.11	血液悪性腫瘍	同種臍帯血由来細胞
		Juno Therapeutics	JCAR017	2016.12.20	びまん性大細胞型B細胞リンパ腫	遺伝子導入型自己CD4・CD8T細胞
		Enzyvant	RVT-802	2017.4.17	DiGeorge 症候群（原発性免疫不全）	同種異系胸腺組織由来細胞
	RMAT	Humacyte	HUMACYL	2017.3.20	腎不全	無細胞血管
		Enzyvant	RVT-802	2017.4.17	DiGeorge 症候群（原発性免疫不全）	同種異系胸腺組織由来細胞
		jCyte	jCell	2017.5.2	網膜色素変性症	同種網膜前駆細胞
		Mallinckrodt Pharmaceuticals	StrataGraft	2017.7.18	重症熱傷	自己複合型培養皮膚
欧州	PRIME	Kige Pharma	KTE-C19	2016.5.26	びまん性大細胞型B細胞リンパ腫	遺伝子導入型自己T細胞
		Novaltis	CTL019	2016.6.23	びまん性大細胞型B細胞リンパ腫	遺伝子導入型自己T細胞
		Adaptimmune	NY-ESO-1c259T	2016.7.21	手術不能または転移性滑膜肉腫	遺伝子導入型自己CD4・CD 8T細胞
		Bluebird bio	BB305	2016.9.15	βサラセミア	遺伝子導入型自己CD34細胞
		Atara Biotherapeutic	ATA129	2016.10.13	血液悪性腫瘍	同種 EB ウイルス特異的細胞障害性T細胞
		Juno Therapeutics	JCAR017	2016.12.15	びまん性大細胞型B細胞リンパ腫	遺伝子導入型自己CD4・CD8T細胞

※一部プレスリリース掲載日　　出典：公開情報より NTT データ経営研究所作成

このようにわが国では，再生医療の特性に応じた特別な規制や先進的な製品開発を促進する制度が整えられてきた。一方，欧州では，再生医療に用いられる細胞製品は医薬品に区分されるが，その申請に対しては柔軟な対応が行われると同時に，PRIME（Priority Medicines）スキームと呼ばれる迅速審査強化策が行われている。また，米国において再生医療等製品は，主にその作用により医薬品か医療機器に区分され，治療法の無い疾患に対する新規な医薬品等に対しては，BT（Breakthrough Therapy）指定や RMAT（Regenerative Medicine Advanced Therapy）等の迅速承認を与える体制となっている。日米欧で再生医療に関する制度に違いはあるが，新しい有効な治療方法に対しては，患者がタイムリーにアクセスできるための制度設計や運用を行っていると考えられる（表1）。

3）再生医療等製品の開発環境の変化とわが国の課題

　わが国では，再生医療を推進するための施策が多岐にわたって整備されたことにより，再生医療等製品として4品目が製造販売され，治験数が増加している。以前課題となっていた確認申請制度は廃止となり，申請までに必要な手続きが整備され，また，PMDA や厚生労働省とのやり取りはスムーズになり，適切な助言が得られる機会が増える等，再生医療を実用化に進めるための環境は，確実に良い方向に変化している。しかし，これまでのところ，承認された再生医療等製品が増加して，新たな治療を期待している患者の治療に多く用いられるという状態にまでは至っていない。一方，欧米では，その制度整備に合わせて，徐々にではあるが，承認される再生医療関連製品の数が増加している

(図4)。国内再生医療の業界団体FIRMは設立から5年が経過して,約200社が参加する状況となっており,これまでの各種通知やガイドラインの整備では積極的な協力を行ってきたが,国

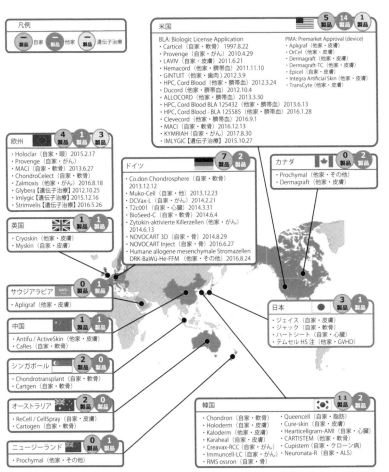

注:ドイツ、英国で記載の製品はHospital Exemption制度、Specials制度の下で当該国においてのみ利用可能。

出典:公開情報よりNTTデータ経営研究所作成

図4　各国で承認された再生医療の製品と数

内産業としての再生医療市場を活性化できていない状況を踏まえて，改めて現状の課題について，以下に考察したい。

　まず，従前の医薬品や医療機器と比べると，再生医療そのものが研究開発途上にあり，医療行為と製品が一つのパッケージとして安全性と有効性を確認する段階にあることが，期待されている治療の実現化と産業としての成長が遅れる要因であると考えられる。つまり，再生医療は，既存医療の限界を解決する効果が求められる新しい治療であり，その効果を評価するための科学的な根拠データを集積するには，ある一定の期間を要する分野であると言える。このような分野で再生医療等製品を開発する企業が，その開発において必ず直面する大きな課題として，「事業の予見性」と「品質管理の限界」の2点が挙げられる。事業予見性については，どの程度の開発期間を見込めばよいのか，最終的にどのぐらいの価格が認められるか，また，承認後に収集が要求されるデータはどのような内容になるか等に関して，用いる細胞や対象疾患毎に新たな議論が必要となるため，参考となる情報が少なく，企業の投資判断が遅れることになる。仮に，開発企業が公的な開発推進制度を利用するとしても，その推進効果を予見することは難しく，その制度が不十分な場合に見直しされるには時間を要するであろう。また，品質面では，医薬品を背景とした品質管理手法を，滅菌できない生きた細胞製品に適用することや，移植された細胞によるがん化等の未知の危険性に対する安全性を確認することに関して，充分に根拠となる情報は蓄積されていない。このため，収集した試験データと入手可能な情報を基にした科学的な理論構築によって，製品品質を保証することが必要となるが，常に

進歩するその時点での科学的妥当性を示すことが申請者側に求められることから，確認すべき項目が増えることで製造費が増大してしまう傾向となる。

このような課題に対して，どのような環境が整えば解決策となりえるのかが，再生医療の実現化と産業推進における今後の論点になると考えられる。例えば，事業の予見性に対しては，これまでの開発事例における研究開発費用や製品の収益性，あるいは，認められた保険償還価格や対象疾患の医療費に基づく医療経済性評価などが参考になることから，このような情報共有を行える環境の整備が必要と考えられる。また，再生医療等製品の品質については，科学的な妥当性に基づくオープンな議論による合意が必要であり，このためには，この品質に関する国際的な議論を，わが国がリードすることも重要になると考えられる。これまで，わが国では，研究者，医師，企業，行政が，それぞれの責任において，長い期間にわたって良好な関係を維持しながら，再生医療の研究から実用化に向けた開発環境を整えてきている。再生医療は，その実用化が始まったばかりの治療方法である。今後，社会的に共有できるビジョンを掲げてさまざまな課題に取り組むことで，再生医療のような先端治療の実現化と産業化を，わが国が世界に先駆けて行えるのではないかと考える。

4．おわりに

私どもが再生医療の開発に取り組み始めて15年以上が経過し，この分野の研究に対する社会からの期待は非常に大きくなった。国内の法整備が進められたことで，この領域に参入しようと

する企業が増加してきたが，わが国は，超高齢者社会となり医療費が増大していることから，新しい治療に求められることも変化している。企業における開発の立場からこれまでの経緯を見直してみると，前例の無い領域に対して本質的な議論や意見交換が国内で繰り返されたことで，世界的に注目される制度設計とその運用が行われるようになってきたと言える。再生医療に求められることを再認識して，治療の普及に向けた課題に向き合うことが，今後，ますます重要になるであろう。

参考文献

文部科学省『再生医療の実現化プロジェクト』＜ http://www.jst.go.jp/saisei-nw/stemcellproject/ ＞ 2018 年 1 月 9 日アクセス

経済産業省『再生医療の実用化・産業化に関する研究会』最終報告書 ＜ http://www.mhlw.go.jp/stf/shingi/2r9852000002v591-att/2r9852000002v5dn.pdf ＞ 2018 年 1 月 9 日アクセス

『ミレニアム・プロジェクトについて』＜ https://www.kantei.go.jp/jp/mille/991222millpro.pdf ＞ 2018 年 1 月 9 日アクセス

『心筋再生治療研究開発』＜ http://www.nedo.go.jp/ activities/ZZ_00248.html ＞ 2018 年 1 月 9 日アクセス

「スーパー特区について」＜ http://www8.cao.go.jp/cstp/project/tokku/index.html ＞ 2018 年 1 月 9 日アクセス

Sawa Y, Yamazaki K, Ono M, *et al*., （2015）"Safety and Efficacy of Autologous Skeletal Myoblast Sheets（TCD-51073）for the Treatment of Severe Chronic Heart Failure Due to Ischemic Heart Disease." *Circulation Journal*. 79（5）：991-999.

『再生医療における制度的枠組み検討』」取りまとめ（平成 22 年度）＜ http://www.mhlw.go.jp/stf/shingi/2r98520000017446.html ＞ 2018 年 1 月 9 日アクセス

10

日本医療研究開発機構（AMED）の創設の意義と今後のライフサイエンス分野の研究開発費の在り方について

梶尾　雅宏

国立研究開発法人日本医療研究開発機構執行役

1．はじめに

　2015（平成27）年4月，医療分野の研究開発及びその環境の整備の実施や助成等の業務を行うことを目的とする，国立研究開発法人日本医療研究開発機構（Japan Agency for Medical Research and Development〔AMED〕）が発足した。

　筆者は，創設3年目の開始に当たる2017（平成29）年4月から，同機構の管理・支援部門を担当する執行役に就任し，前年度までの事業実績の評価も踏まえた2017（平成29）年度事業の実施，2018（平成30）年度の予算を含む事業計画などの立案に当たってきた。治験・臨床研究分野の今後を考える際，医療研究開発の成果を患者さんや困っている方にいち早く届ける，そして，3つのLIFE（生命・生活・人生）を支えるというAMEDの役割は重要である。このため，本稿では，AMED創設の意義と今後の

在り方について，整理することとする。なお，意見にわたる部分は，筆者の個人のものであり，筆者が属する，あるいは過去に属した機関とは関係ないことを申し添える。

２．AMED 設立の背景とその位置づけ

１）設立の背景

　世界に先駆けて超高齢社会を迎える我が国にあって，国民がさらに健康な生活及び長寿を享受することのできる社会（健康長寿社会）を形成することが急務となっていることなどから，2013（平成 25）年６月の閣議決定（成長戦略「日本再興戦略－JAPAN is BACK－」）において，医療分野の研究開発の司令塔機能を創設すること，具体的には，

①医療分野の研究開発等の司令塔の本部として，内閣に，内閣総理大臣・担当大臣・関係閣僚から成る推進本部の設置，

②基礎から実用化まで切れ目無い研究管理の実務を行う独立行政法人の創設等の措置を講ずること，

が明記された。

　そして，政府は，これらの具体化のため，健康医療戦略関連の２法案（健康・医療戦略推進法案及び独立行政法人日本医療研究開発機構法案）を，翌 2014（平成 26）年の第 186 回通常国会に提出した。この２法案は，国会での審議を経て，2014（平成 26）年５月に成立した。

　同年７月，健康・医療戦略推進本部において，健康・医療戦略，医療分野研究開発推進計画など，関係の施策を進めていくための

基本方針が定められた。

その後の設立準備期間を経て，また，その間に独立行政法人制度体系の見直しにより「国立研究開発法人」への位置づけもされた上で，2015（平成27）年4月，国立研究開発法人日本医療研究開発機構（AMED）が発足した。

2）業務内容と運営の考え方

AMED は，医療分野研究開発推進計画に基づき，医療分野の研究開発及びその環境の整備の実施や助成等の業務を行うことを目的としている。日本の医療研究開発力は，世界の中でも高いレベルを誇りながら，文部科学省・厚生労働省・経済産業省が独自に研究開発を実施していたことで，基礎研究から応用研究，実用化に至るまで切れ目無く研究を支援する体制が十分ではないとされ，また，臨床研究・治験の実施体制が不十分で新しい医薬品や医療機器の創出に時間がかかることも課題とされてきていた。

そこで，AMED に3省の医療分野の研究開発の予算を集約し，医療に関する研究開発事業もほとんどを AMED に移管することにした。研究課題数は，2016（平成28）年度は約2,300，2017（平成29）年度は2月末時点で約2,200に及び，その内容は基礎研究から実用化目前の研究まで，様々なフェーズに位置している。AMED は，これらの一元的な研究管理，研究から臨床へのスピーディーでスムーズな橋渡し，国際水準の質の高い臨床研究・治験を確実に遂行できるシステムの構築を活動の基本に置き，徹底した PDCA のもと，一貫したマネジメント機能を持って，計画に沿った研究課題の実施を推進している。優れた基礎研究の成果

を臨床研究や実用化につなげることにより，医療の質を高め，世界最高水準の医療サービスの実現及び健康長寿社会の形成に努めている。

AMED の運営に関しては，中長期計画を策定し，目標達成に向けて取り組んでいる。研究や組織運営の重要事項について理事長に助言を行う「研究・経営評議会」，また，患者や医療現場，研究者，産業界等のニーズを把握するための「アドバイザリーボード」を設置し，医療研究開発に関係している様々な立場の方からのご意見をいただきながら歩みを進めている。活動の一環として，2017（平成 29）年 5 月には，発足 2 年間の成果を発表し，さらに，患者，国民，アカデミア，産業界とをつなぐ当機構の役割を再確認する AMED シンポジウムを開催した。

3）研究開発プロジェクトと AMED の組織

AMED は，国（司令塔である健康・医療戦略本部）が定める医療分野研究開発推進計画に基づき，再生医療，がん等，9 つの重点分野を中心とする基礎から実用化までの研究開発を一貫して推進している。当初は，9 つの「各省庁連携プロジェクト」とされていたが，2017（平成 29）年 2 月の推進計画の一部変更により，5 つの「横断型」と 4 つの「疾患領域対応型」の，9 つの「統合プロジェクト」に再整理された（図 1）。

これら横断型と疾患領域対応型の統合プロジェクト・事業[注1]を，連携させて推進し，より整合的かつ効果的につなげていく考

注 1)　9 つのプロジェクトの他の「疾患領域対応型事業」，及び ICT 関連，革新的先端研究開発などの「横断型事業」を含む。

AMEDの創設の意義とライフサイエンス分野の研究開発費の在り方

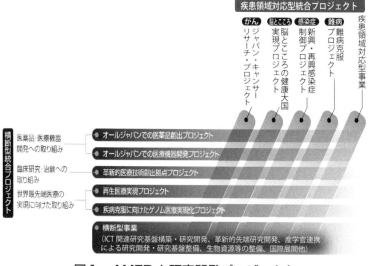

図1　AMEDと研究開発プロジェクト

えである。

併せて，適正な研究実施のため，研究不正防止の取組（研究公正・法務部）や，知的財産権の取得に向けた研究機関への支援（知的財産部），実用化に向けた企業連携等の支援（産学連携部），国際共同研究の支援（国際事業部）等の研究成果を最大化するための各種の支援活動を行っている。また，後述する創薬戦略部の改組・拡充など，より機能を発揮するための組織見直しも，随時行ってきている（図2）。

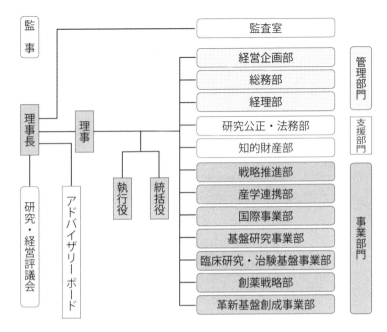

図2　組織図 (2017〔平成29〕年12月現在)

3．AMEDのこれまでの取組と成果

　図3は，2017（平成29）年6月14日に末松理事長が健康医療戦略本部で報告したスライドの一部であり，これは，首相官邸のホームページにも掲載されている。発足創成期（初年度及び2年度目）にAMEDが取り組んだ課題はここに一覧されているが，主なポイントについて記述する。

（1） 3省バラバラだった予算ルールの一元化と調整費の「二刀流」の活用

（2） グローバルな医療研究開発推進のための連携強化
　　　見えなかった日本から見える日本へ＝ AMED の存在感の発揮
　　　➤　生物医学研究を支援する海外のファンディング機関が参画する会合
　　　　　での貢献
　　　➤　米国：NIH（アメリカ国立衛生研究所），NSF（全米科学財団）
　　　➤　英国：MRC（英国医学研究会議），NIHR（英国国立衛生研究所）
　　　➤　シンガポール：A*STAR（シンガポール科学技術研究庁）
　　　➤　国際コンソーシアム：IRDiRC（国際希少疾患研究コンソーシアム），
　　　　　GloPID-R（感染症のアウトブレイクに対する国際連携ネットワーク）
　　　　　JPIAMR（薬剤耐性に関するプログラム連携イニシアティブ）
　　　　　GA4GH（ゲノミクスと健康のためのグローバル・アライアンス）

（3）「補助金配分制度の改革」「調整費の効果的運用」「省庁関連事業のシーム
　　　レスな運用」「研究成果の社会実装」のための Pilot Project の実施
　　　（例　IRUD（未診断疾患イニシアチブ）　x　疾患 iPS 事業等）

（4） 若手研究者の育成
　　　（「がん」「感染症」「脳とこころ」「再生医療」「難病」などに年 1000 万円
　　　程で各 10 ～ 20 の若手枠，国研リサーチレジデント制度等）

（5）"心電図予算"の克服のための民間資金（PPP）の活用
　　　（GAPFREE（産学官共同創薬研究プロジェクト），生物統計家育成事業等）

（6） データとリソースの共有による課題の克服（着手）
　　　（まず「創薬（DISC：産学協働スクリーニングコンソーシアム）」「未診断
　　　疾患イニシアチブ（IRUD）」「がん（SCRUM-Japan）」から）

（7） AMED 全課題を俯瞰し，予算の効果的運用を促進する戦略をデータに基づ
　　　いて策定するための課題管理データベースの立ち上げ
　　　　　AMED Management System (AMS)：JST（科学技術振興機構）との連
　　　　　携協定に基づき運用

図3　AMED 創成期 (2015〔平成27〕年度，2016〔平成28〕年度) の改革骨子

1）研究費を機能的に運用できるようにするための見直し

　医療分野の研究成果を，一刻も早く実用化し，患者さんやご家族のもとにお届けすべく，各省それぞれのやり方であった予算について，ルールも含めて一元化し，重点的・戦略的に配分し，基礎から実用化まで切れ目無く進めていくことを目指している。その際，スピードの加速のためには研究費を効果的・効率的に使っていただく環境の整備が重要なことから，2016（平成 28）年度までに，①研究費の合算使用や，②取得した機器の共同利用・他目的使用，③年度をまたぐ物品の調達など，様々な場面における予算執行の仕組みを合理的なものになるよう改革した。

2）若手研究者の育成

　若手研究者を育成していくことは重要な課題であり，このため，研究開発課題の公募において，各研究課ごとに年 1,000 万円程度の若手研究者の特別な枠（若手チャレンジ枠）を設けることとした。これにより，2016（平成 28）年度は若手枠設定事業が 7 事業から 14 事業に増えた結果，若手の応募数が 2015（平成 27）年度に比べ 11.1 倍に増え，採択数も 4.5 倍になった。

　また，若手研究者の革新的な発想を基にした医療分野の新規シーズの創出を目的として，ニューヨーク科学アカデミー（NYAS）と連携して国際ワークショップ Interstellar Initiative を開催するなどの取組を行った。今後もさらに若手枠の拡大や若手研究者による国際ワークショップの実施等を推進することとしている。

3) データシェアリング（IRUD，広域連携・分散統合）

　AMED では，通常の医療で診断のつかない患者さんを対象とした未診断疾患イニシアチブ（IRUD：Initiative on Rare and Undiagnosed Diseases）を，設立初年度の 2015（平成 27）年度から推進している。具体的には，「診断体制の全国配置」「網羅的遺伝学的解析を含めた革新的検査の活用」「海外とも共有可能なデータベースの確立」を 3 本柱として研究を進めており，診断がつかず悩んでいる患者さんは，かかりつけ医を通じて拠点病院への紹介を受け，受診し，一定の条件を満たす場合には，IRUD の対象となって総合的な診断を受けることになる。全国的な診断ネットワークが構築され，420 の病院・機関の連携で，約 1 年半で通常の医療体制では診断が困難な症例を 2,000 家系ほど登録している。さらに，中央倫理審査委員会を活用して，インフォームド・コンセントのフォーマットの共通化などの試みも行っている。開始から 2 年以上を経過し，既に世界で初めての病気の発見や，1 年半で 500 例近い未診断の患者さんの診断を行うなど，多くの成果が上がっている。

　さらに，2017（平成 29）年度から，IRUD Beyond を本格的に開始している。これは，医療分野の基礎研究から実用化まで一貫して推進する AMED ならではの立場を活かし，IRUD での診断成功率の向上，データや成果等の国際共有の推進とともに，原因と判明した遺伝子等を標的とする遺伝子治療の開発など，様々な難病の新たな治療法の開発を加速しようとするものである。

　この他，データシェアリングの考え方を医療情報の広域連携・分散統合，すなわち，一箇所の特定の研究施設に集めるのではな

くて，それぞれが何を持っているか，お互いが分かるような仕組みづくりを 2016（平成 28）年末から始めている。具体的には，医療画像情報を扱っている 3 学会，日本病理学会，日本医学放射線学会，日本消化器内視鏡学会に協力いただいて，共通のフォーマットで初めからデータシェアができるような作り込みを行っている。

さらに，公的資金により行われる研究開発から生じるデータ等は国民共通の知的資産でもあり，AMED は，現状では把握できていないデータの種類や所在等を把握し，データの収集，質の確保，意味づけ，保存と活用等が適切かつ公正に行われることを推進するため，2018（平成 30）年度から，原則として全ての事業において，データマネジメントプランの提出を義務化することとしている。

4）国際連携の取組

臨床研究で，日本に限らず自国内だけでは患者数がどうしても少なく，多国籍多施設での共同研究が必要な領域がある。しかし日本の研究申請や報告書は英語ではない。このため，ごく一部のプログラムについては，完全に英語化し，外国人の評価者にも参加してもらっているが，今後，公募・選考の英語化を拡大していくことを考えている（後述）。さらに，前述のとおり，若手研究者によるヒューマンフロンティアサイエンスプログラム（HFSP）への応募を念頭に，Interstellar Initiative を 2017（平成 29）年から実施している。

また，戦略的な国際活動を考え，グローバルな医療研究開発の

推進のため，海外の FA と協定を締結するなど，国外機関との連携などにも積極的に取り組んでいる。協定により，データシェアリングが可能となるとともに，若手研究者の相互の派遣や人材交流・教育，技術移転等にもつながることになる。

2016（平成 28）年度から，ワシントン，シンガポール，ロンドンに海外事務所を設けているが，これらの所在する米国立衛生研究所（NIH），シンガポール科学技術研究庁，英国医学研究会議（MRC）以外にも，ゲノム編集技術の基礎研究で連携が期待できるリトアニア共和国保健省，中・低所得国での非感染性の慢性疾患を対象とした世界規模の研究に貢献している The Global Alliance for Chronic Diseases（GACD）と連携を深めたり，国際的な臨床試験のデータ標準化の確立にコミットするために Clinical Data Interchange Standards Consortium（CDISC）に加盟するなど，様々な形で連携強化を図っている。

5）全課題の共通評価システム

異なるフィールド間の課題の評価，比較，検討を実施するためには共通の物差しが必要だが，プロジェクトごとに点数のつけ方はばらばらであったことから，物差しの共通化を図った。具体的には，AMED と同規模程度の FA（Funding Agency）である英国国立衛生研究所（NIHR）で使われているものなどを参考に作成した 10 点制の共通基準を使っている（図4）。

具体的には，全ての課題について，総合評価という形で 10 点制による点数をつけている。5 点以下は「not fundable」，6 点以上が「fundable」ということにしている（中間・事後評価も基

233

事前評価（解説）	点	意味	中間・事後評価（解説）
国際的にトップクラス /我が国の健康医療分野において戦略的に極めて重要な研究開発 / 完璧な提案・欠点無し	10	Exceptional並外れて優れている	国際的にトップクラスの成果 / 我が国の健康医療の発展に並外れた貢献が期待される成果
極めて国際競争力がある /我が国の健康医療分野において戦略的に非常に重要な研究開発 / すばらしい提案だが無視できる程度ではあるものの欠点あり	9	Outstanding極めて優れている	国際的に極めて競争力のある成果 / 我が国の健康医療の発展に極めて大きな貢献が期待される成果 / 計画を超えて著しく進捗
国際競争力があり国内トップクラス / 我が国の健康医療分野において戦略的に重要な研究開発 /すばらしい提案だが若干の小さな欠点あり	8	Excellent大変優れている	国際競争力があり国内トップクラスの成果 / 我が国の健康医療の発展に大きな貢献が期待される成果 / 計画を超えて大変進捗
国内競争力がある / 我が国の健康医療分野において戦略的な研究開発 / 優れた提案だが多くの小さな欠点あり	7	Very good優れている	国内競争力がある成果 / 我が国の健康医療の発展に大きな貢献が期待される成果 / 計画を超えて進捗
我が国の健康医療分野において戦略的に投資すべき研究開発 / 優れた提案だが一つの中程度の欠点あり	6	Good良い	我が国の健康医療の発展に貢献が期待される成果 /計画通りに進捗
いくつかの長所はあるが，複数の中程度の欠点あり	5	Fairやや良い	計画通りに進捗していない部分があるが，概ね計画どおりに進捗

採択してよい（fundable）

計画通り進捗している。必要に応じて見直し

図4　総合評価のスケール

事前評価（解説）		点	意味		中間・事後評価（解説）
長所はあるが，一つの大きな欠点あり	採択すべきでない（not fundable）	4	Marginal 良いとも悪いともいえない	計画通り進捗していないため見直し（抜本的見直し含む）が必要	計画通りに進捗していない部分がある／当初見込みの成果（主要部分でない）が得られていない部分がある
長所はほとんどなく，複数の大きな欠点あり		3	Poor 劣っている		計画通りに進捗していない部分が複数ある／当初見込みの成果（主要部分でない）が得られていない部分が複数ある
長所はほとんどなく，多数の大きな欠点あり		2	Very poor 非常に劣っている		計画通りに進捗していない／当初見込みの主な成果が得られていない（得られない見込み）
長所はなく，多数の大きな欠点あり		1	Extremely poor 極めて劣っている		明らかに計画通りに進捗していない／当初見込みの成果が全く得られていない（得られない見込み）

図4　総合評価のスケール（続き）

本的に同様）。こうした評価項目に沿ってそれぞれの点数をつけることにより，例えばがんの領域であれば採択最低点数がどのぐらいか，他の領域だとその点数はどのぐらい低くなるか高くなるか，といった比較も可能になっている。そして，こうした共通物差しができることで，後述する AMS による分析も可能となっている。

6) いわゆる CiCLE 事業の実施

　平成 28 年度第 2 次補正予算で 550 億円の政府出資を受けて，2017（平成 29）年から募集を開始した「医療研究開発革新基盤

創成事業（CiCLE）」では，産学官連携により，我が国の力を結集し，医療現場ニーズに的確に対応する研究開発の実施や創薬等の実用化の加速化等が抜本的に革新される基盤（人材を含む）の形成，リバーストランスレーショナルリサーチ (rTR) 基盤の形成・強化，医療研究開発分野でのオープンイノベーション，ベンチャー育成が強力に促進される環境の創出を推進し，新たな医薬品や医療機器，再生医療等製品，医療技術等の実現を目指している。

　人材を含む基盤整備や共同利用設備の整備など「イノベーション創出環境整備タイプ」，産学連携や産産連携など様々な組み合わせで実用化を目指す「研究開発タイプ」，特許等のシーズに基づき産学連携の下で行われる「実用化開発タイプ」の３つのタイプが想定されている。具体的な内容は，特定の分野に限定せず，実施スキームに従って長期間かつ大規模の研究開発や環境整備を行い，AMED が代表機関へ複数年度契約により年度の切れ目無く支援して，基礎的な研究段階から治験等を含む実用化開発の段階までの幅広い案件に対応していく。

　2017（平成 29）年度においては，８月初めに行った第１回公募の採択において，７課題 283 億円を配分し，さらに 2018（平成 30）年１月に公表した第２回公募において 10 課題 220 億円の配分を行った。これらについては，順次契約を進めており，また，課題の実現に向けた伴走支援も行う。同年２月に成立した 2017(平成 29) 年度補正予算においても新たな 300 億円の政府出資を受けたところであり，スタートアップ型のベンチャー企業の実用化開発をより支援しやすくする等，制度改善も図りながら，引き続き事業を推進していく。

7）研究公正に関する取組

　研究開発を円滑に進めていくためには，研究活動における不正を防止し，研究の公正かつ適正な実施を図っていくことが必要である。AMEDでは，専門的人材を擁する研究公正・法務部を設け，研究者や事務に従事する方々を対象とした，法令やガイドラインの遵守等のための説明会を開催するとともに，ガイドラインに基づき，研究に実質的に参画する研究者全員を対象とした研究倫理教育プログラムの履修を求めている。また，研究機関等における研究倫理教育の着実な実施や高度化に資するためのシンポジウムやセミナーを開催する等，研究公正の向上に取り組んでいる。

　研究公正活動を効率的に推進するに当たり，AMEDと研究機関，あるいは研究機関同士が情報を交換し，互いに協力し合っていくことが重要である。そこで，AMEDから研究資金の配分を受けている研究機関の研究公正関係者（研究倫理教育責任者やコンプライアンス推進責任者，不正防止の教育研修に携わっている者など）が気軽に情報交換ができる場である，RIOネットワークを設立している（RIO：Research Integrity Officer）。RIOネットワークでは，メールマガジンなどでの日常的な情報交換（登録機関数・登録者数は，2018（平成30）年2月末現在で約900機関，約2,000名以上）を行うほか，年に1回の全体会議や，トピックスごとの小グループでの分科会的な活動を行うこととしている。

8）知的財産活用に向けた支援

　我が国の医療分野の国際競争力を高めるに当たっては，知的財

産教育の充実，知的財産管理専門家の育成や活用など，知的財産
に関する戦略的な取組を促進する必要がある。

　AMED の知的財産部では，相談窓口の設置，全国の研究機関等
への訪問，展示商談会への出展支援やシーズ・ニーズマッチング
システム（AMED ぷらっと）を通じた産学のマッチング機会づく
り等，特許などの知財に関するコンサルテーション，研究成果の
活用促進，普及啓発，情報発信を通じて，AMED の研究開発プ
ロジェクトから生まれる研究成果を実用化につなげることをはじ
めとする支援を行っている。

9）創薬支援戦略の強化（組織改正）

　オールジャパンでの医薬品創出プロジェクトの推進体制を整備
するため，民間リソースの活用による支援機能の強化や，関係課
室の集約・一体化を図るとともに，同プロジェクトと他の AMED
事業との連携を進め，AMED 全体の創薬シーズの横断的評価や
戦略立案を行う体制を構築し，創薬シーズの発掘・支援を促進す
ることにより，AMED 全体での革新的医薬品開発の更なる加速を
目指す組織改正（創薬戦略部の創設等）を 2017（平成 29）年 7
月に行った。

4．研究開発費の採択・配分に至る流れ

1）関係省庁による予算要求と執行

　AMED における研究費の流れは，図 5 のとおりである。すなわ
ち，健康・医療戦略本部で予算配分の方針を決定し，関係省庁は

その方針に基づき所要の予算を要求・確保する。そして，AMED に対して補助金等が交付され，AMED は，交付された補助金等をもとに，国の戦略に基づき基礎研究から実用化まで切れ目無く医療分野の研究開発を推進するために，公募を行い優れた研究を選定して研究費を配分する。そして，研究者等は，AMED と締結した委託契約等に基づき研究開発を実施することになる。

2) 調整費

医療分野の研究開発関連予算については，関係省庁の予算の中から集約対象となる予算として 1,200 億円余りが計上されているが，これに加えて，医療分野の研究開発関連の調整費（以下単に「調整費」という）が創設されている。

調整費は，内閣府に計上されている「科学技術イノベーション創造推進費」の一部を活用しているものであり，これまでの各年度，同推進費 500 億円のうち 175 億円が医療分野の調整費に充てられている。

調整費は，予算配分を，各省の枠にとらわれず，機動的かつ効率的に行うことを目的としており，研究現場の状況・ニーズを踏まえ，推進本部の決定に基づき，各省に計上された AMED への集約対象となる予算に対して配分される。具体的には，理事長裁量型経費ということで，現場の状況・ニーズに対応すべく，研究開発の加速化のための前倒しや充実，新規事業の開始や事業の新規研究課題の開始などを行うため，AMED 理事長が PD（プログラムディレクター）等の意見を勘案して配分を提案し，内閣府の AMED 担当室と調整して推進本部に諮って決定することになる。

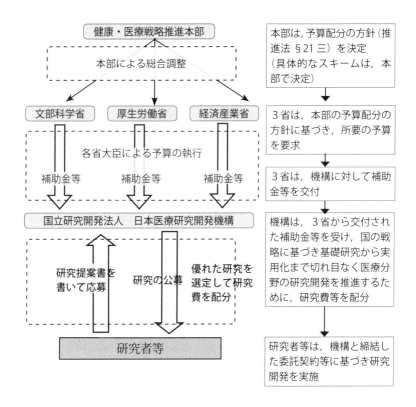

図5 日本医療研究開発機構における研究費の流れ

　2017（平成29）年度の調整費については，①創薬・医療機器開発の推進，②広域連携・分散統合の推進による臨床研究の活性化，③医学研究を支える最先端技術基盤の構築の促進，を統一的な検討方針とする旨を事前に定めた上で検討を進め，6月に153億円，11月に22億円の配分を行っている。

3）PD/PS/PO によるコントロール

　研究開発事業の実施に当たっては，大学，研究機関，企業等の研究者，あるいは機関等から広く提案を募集し，適切に評価・選考を行い，実施者を決定している。研究開発課題の評価及び運営は，その研究分野に関して優れた学識経験や実績等を有し，高い見識を有する専門家を，プログラムディレクター（PD），プログラムスーパーバイザー（PS），プログラムオフィサー（PO）として選任・実施している。PD，PS，PO は協力して，重点分野全体の課題を把握し，担当する分野（事業）の運営や分野間の協力の推進等の高度な専門的調整を行う。また優れた研究開発提案の評価・発掘や基礎研究の成果を臨床研究・実用化につなげる一貫したマネジメントで研究開発を推進する。

5．研究開発費に関する当面の課題

1）AMED 研究開発マネジメントシステム（AMS）の確立と活用

　AMED が支援する研究開発課題を網羅的に把握・管理し，効率的なマネジメントを行うため，データベース（AMED Management System〔AMS〕）を開発・運用している。

　前述のとおり，疾患領域対応型の統合プロジェクトと，横断型の統合プロジェクトとがあるマトリックス構造でプロジェクトを推進していく中で，これまで，研究費が，どの領域にどれぐらい配分されているのか，そしてそれは正しい，理想的な配分になっているかどうかということを全体として把握する仕組みがなかった。そのような中，AMED が扱っている二千数百の課題について，

横断あるいは縦断的に解析をするデータベースを作ることとし，まずは異なるフィールド間の課題の評価，比較，検討ができる共通の物差しを前述のとおり作成している。

新たに開発したAMSには，AMEDの研究開発事業に採択された全ての課題について，契約に基づく情報（研究代表者，採択課題名，事業名，金額等）に加え，研究開発タグ[注2]も付与され，タグに基づく分析も可能となっている。また，外部の論文のデータベースと契約を結び，Scopus，Web of Science，PubMed等との連携により必要な情報の集約に取り組んでいる。その他学術雑誌論文や特許のデータベースともリンクを張り，また，文科省の科研費の助成事業データを取り込み，AMSの中でAMEDの課題と統合分析をできるようにしている（図6）。

加えて，研究者から提出されたもの以外に，AMED部内で行われる課題評価の点数，評価委員の情報，異動後を含めた研究者情報，課題終了後の特許や企業導出等の情報も入れていくことを検討している。

今後さらにAMSにデータを蓄積し，AMEDの研究開発事業全体のポートフォリオマネジメント等に活用していく。2015（平成27）年度からAMSの構築を開始し，2016（平成28）年度から部内での分析に使用しており，2017（平成29）年度は，データの蓄積と運用開始と分析基盤の検討を進めている。2019（平成31）年度には運用，分析の定常化を実現するとともに，こうして異なる年度のデータが蓄積されていくことを踏まえ，様々なパラ

注2）　AMED担当者が一定のルールのもとに研究の性格等に関するタグ付けしたもの。

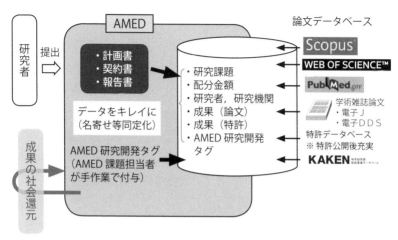

図6　AMED Management System（AMS）

メーターが，年度ごとにどういう推移を示したかということを含めた分析も行いながら，国の戦略策定，政策の立案等，事業単位の予算配分の最適化の政策立案に貢献できるように，この仕組みを発展させていきたいと考えている。なお，2018（平成30）年6月から，AMEDのホームページで公開版を運用する予定であるとともに，AMSデータをもとにした「AMEDにおける医療研究開発支援の概況」も2017（平成29）年8月にとりまとめ，公表・周知を図っている。

2）公募への英語の導入，ピアレビューの確立

我が国の医療研究開発の国際的競争力を強化するためには，世界水準での課題評価の実施，国際連携研究の可能性の拡大，日本国内の多様な研究者の応募機会の確保等が必要である。これらを

実現する方策として，課題評価に海外の研究者等を加え，評価に国際的視点を加えるとともに，価値観の多様性を向上することが有効と考えられる。既に海外の研究費配分機関では，自国以外の評価者による査読等を導入し，我が国の研究者にも海外の研究費配分機関から査読等が依頼されている状況にある。

　既に国際共同（協調）の事業では英文による公募や審査等を実施しているところであるが，こうした状況も踏まえ，AMED においては，公募・選考の英語化（提案書の英語化と外国人研究者による査読の導入）をさらに拡大していく考えである。今後 2 年程度で課題公募の英語化を進め，海外のようなピアレビューのコミュニティーを作っていきたいと考えている。

3）財源の確保

　画期的な新薬の保険収載を巡って，イノベーションの評価と国民皆保険の維持を両立する観点からの様々な取組や議論がなされている状況に鑑み，2016（平成 28）年 5 月に，「医療研究開発推進に関する医療経済的な視点も踏まえた今後の在り方検討委員会」を設置して，AMED が支援する医療研究開発とその普及の在り方や研究開発費の確保等について検討を行った。同年 12 月に同委員会がとりまとめた報告書を受け，AMED としての対応として，

①研究開発支援に関し，開発コストの削減や医療の効率化に直接的に資する，例えば臨床ゲノム情報統合データベースのような基盤整備事業の推進，治療用医療機器の有効性を短期間で判断する評価法等の研究，ICT や AI 技術の利用の推進等（予算措

置を受けて実施）

②研究開発費の予算上の制約が厳しい中で，医療イノベーションの更なる推進に必要な財源の確保や施策の充実の要請

③研究開発支援における医療経済的視点の積極的導入の検討（研究開発費を効果的に使用する方策として，開発段階にステージゲートを設けて医療経済的観点も含めて実用化の可能性を評価する等）

④医療保険を巡る動向等を踏まえた財政的対応に係る官民連携の推進（民間保険の活用も含む）

などの対応や検討の方向性を整理し，公表している。

　このうち，AMED で支援している研究課題に係る，前記③に記載した重要なステージゲートでの評価を行う仕組みを設けることで，適切な課題マネジメントや，効率的な実用化への支援につなげていくことができると考えられる。フェーズに応じ何を確認し何を評価していくことで，実用可能性の適否の判断を適切に行えるのか，その判断プロセスを AMED の通常業務の中にどのように位置づけていくかについて，2017（平成 29）年に，まず医薬品の研究開発についてのマネジメントチェック項目の検討・整理を行った。今後これを活用していくとともに，医療機器，再生医療等製品についても，チェック項目作成等の取組を進めることとしている。（2018（平成 30）年 6 月から再生医療研究事業に係るチェック項目の運用を開始した）

4）民間資金の活用

　国の予算は，1 年目には大きくても翌年には減額になることが

あるが，公的研究費が途絶して研究開発も止まる，ということのないよう，民間資金の活用（Public Private Partnership〔PPP〕）についても検討・実施していく必要がある。各企業が直接，大学等研究機関に拠出するのではなく，一度 AMED に集めてから研究を公募し，国からの研究資金を合わせて一括して配分する仕組みであり，2016（平成 28）年度に生物統計家を育成するプロジェクトから開始している。また，産官学の共同創薬研究プロジェクトである GAPFREE においても，官民両方のお金をマッチングして動かし始めている。

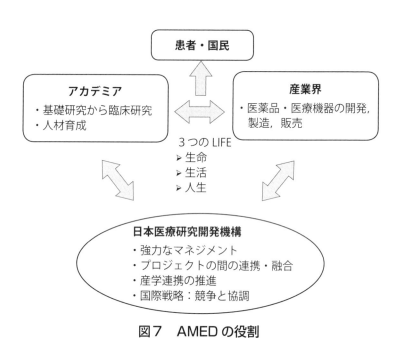

図7　AMED の役割

6．おわりに

　第一期の中長期計画（2015〔平成 27〕年度から 2019〔平成31〕年度）の中間地点を経過したが，AMED への期待はますます高まっているものと感じている。患者さん一人一人に寄り添い，患者さんの「LIFE（生命・生活・人生）」を支える，医療研究の成果を届けるというゴールを目指し，アカデミアと臨床と産業界，役所，患者さんその他様々な関係者の間をつなぎ，国民全体の健康増進や医療発展の橋渡し役として，これからも取り組んでいきたい（図7）。

11

臨床研究への患者・市民参画政策の黎明期に
―「経験ある被験者」の貢献を考える―

武藤　香織
東京大学医科学研究所ヒトゲノム解析センター公共政策研究分野教授

1．はじめに

　患者を中心とした医療の提唱には長い歴史があるが（WHO, 2007），本邦の医療関係者に影響力を与えた出来事としては，米国のピッカー・コモンウェルス・プログラムが，大規模な患者，家族らの調査結果を踏まえて，「患者中心のケア（patient-centered care）」を提唱したことにあるだろう（Gerteis *et al.*, 1993）。創設者であるハーベイ・ピッカー（Harvey Picker）は，患者中心のケアを「患者の価値観，好み，本人から伝えられたニーズを理解して尊重すること」と定義し，表1に示すような8つの原則（当初は「ケアへのアクセス」を除く7つの原則）を示したことが知られている（National Research Council, 2001）。患者を中心に据える医療という理念は本邦でも徐々に浸透し，その実装の代表例である病名の告知とインフォームド・コ

249

表1　ピッカーによる患者中心のケアに関する8つの原則

1.	患者の価値観，好み，伝えられたニーズを尊重すること（Respect for patients' values, preferences and expressed needs）
2.	ケアのコーディネーションや統合化（Coordination and integration of care）
3.	情報提供，コミュニケーション，教育（Information, communication and education）
4.	身体的な快適さ（Physical comfort）
5.	情緒面の支援と恐怖や不安の軽減（Emotional support and alleviation of fear and anxiety）
6.	家族と友人の参画（Involvement of family and friends）
7.	継続性と移行（Continuity and transition）
8.	ケアへのアクセス（Access to care）

ンセント／チョイスは長い時間をかけて普及していった。

　だが，近年，患者は確立された医療を享受するだけでなく，よい医療をつくりあげるパートナーとして，その過程に参画する役割も求められるようになっている。例えば，診療ガイドラインの作成である。診療ガイドラインの目的は，医療の現場で患者と医療者による意思決定を支援することにあるため，診療ガイドラインの作成段階で患者・市民の視点を反映することが非常に重要だと指摘されている（日本医療機能評価機構，2016）。実際の参加形態としては，恒常的な検討メンバーに加わることのみならず，推奨項目や草案を策定する場合の協議や調査などでの意見表明も含まれている。また，2007年にがん対策基本法が施行されたが，同年，国立がん研究センターには「がん対策情報センター」が設置され，2008年には同センターに「患者・市民パネル」が設置

されている。定員を100名とするパネルの委員は公募を通じて，個々の多様性を重視して選定され，同センターが提供する新たな情報コンテンツのレビューや改善の検討などに関わっている（八巻・高山・若尾，2015）。

　最近では，患者にとって身近なテーマに限らず，より専門性の高いトピックについての関与も求められるようになってきた。例えば，都道府県での医療計画の策定にあたり，医療法上は，診療又は調剤に関する学識経験者の団体，都道府県医療審議会，市町村，保険者協議会の意見を聞くように定められているが（第30条の4第13項及び第14項），タウンミーティングやヒアリング等，様々な手法により，患者・住民の意見を反映する手続をとることも求められている（厚生労働省，2015b）。また，2017年4月から特定機能病院に設置が義務化された，医療安全業務に関する外部監査委員会の委員の半数以上は，一般の立場の者を含む外部委員で構成することが求められている（厚生労働省，2015a）。しかし、多くの特定機能病院で人材配置が進んでいないことも報じられている[注1]。さらに，諸外国では医療技術評価（health technology assessment）を本格的に導入している国も少なくない（葛西・小林・池田，2011a；2011b）。英国では，資源配分に対する手続き的正義を基本原則と掲げている。社会的価値の判断については一般市民の価値観を反映させるために，Citizens Council（シチズン・カウンシル：市民評議会）を設け，

注1）日本経済新聞。患者側委員，6割超が不在，大学病院などの安全監査委，医療事故，究明へ外部の目を。2017年8月2日朝刊35面。

そこでの討議が礎となっている（齋藤・児玉・安倍他, 2013）。

製薬業界では，海外に本社をもつ企業を中心に，"Patient Centricity"という理念も聞かれるようになった。日本製薬工業協会でも，2016年度に患者の声を取り込んだ医薬品開発を目指して，"Patient Centricity"に関するタスクフォースを立ち上げている（日本製薬工業協会, 2017）。

以上のように，一般の立場の者，いわゆる「非専門家」を様々な意思決定の場に参画させる流れは，これまで圧倒的に専門家主導で実施されてきた医学研究や医薬品開発の現場にも着実に届いている。

そこで本稿では，あらためて医学研究や医薬品開発[注2]への患者・市民の視点を取り入れることの意味を考えるにあたり，最も古くから導入されている，倫理審査委員会の「一般の立場の委員」の役割の問い直しから着手したい。そして，今後，医学研究や医薬品開発の様々な工程における意思決定の場に患者・市民の視点を導入する施策—これをさしあたって「患者・市民[注3]参画」（Patient and public involvement：PPI）政策と呼ぶ—が推進

注2)　ここでは，人を対象とする医学研究・医薬品開発の全般を指しており，特定の法令・指針に縛られない広範なものと考えている。「医薬品，医療機器等の品質，有効性及び安全性の確保等に関する法律」，「再生医療等の安全性の確保等に関する法律」，「臨床研究法」，「人を対象とした医学系研究に関する倫理指針」の対象となっている臨床試験・治験が中心とはなるが，「ヒトに関するクローン技術等の規制に関する法律」のほか，多数の研究倫理指針で対象としている基礎研究や観察研究までを含んでいると考えていただきたい。

注3)　ここでの「市民」とは，広く社会から代表を募るのではなく，患者の身近にいる者（家族や介護者等）を想定している。

される可能性を視野に入れ，筆者が実施した治験参加経験者への調査結果を紹介することを目的とする。

2．倫理審査委員会の「一般の立場の委員」とは何か

1997年に示された「医薬品の臨床試験の実施の基準に関する省令」では，治験審査委員会の構成について，「委員のうち，医学，歯学，薬学その他の医療又は臨床試験に関する専門的知識を有する者以外の者（次号の規定により委員に加えられている者を除く）が加えられていること」（第28条）とあり，必ずしも「非専門家」の参加を必須としていなかった。

しかし，研究倫理指針の先駆けであった，2001年の「ヒトゲノム・遺伝子解析研究に関する倫理指針」では，倫理審査委員会の構成について，「倫理・法律を含む人文・社会科学面の有識者，自然科学面の有識者，一般の立場の者から構成されなければならない」，「外部委員の半数以上は，人文・社会科学面の有識者又は一般の立場の者でなければならない」と定められ，研究計画の審査に初めて「非専門家」が審査に加わることが求められた（細則1〔倫理審査委員会の構成に関する細則〕）。

さらに，現在，研究倫理指針のなかでも中心的な役割を果たしている，2014年に制定された「人を対象とする医学系研究に関する倫理指針」（以下，医学系指針と表記）では，倫理審査委員会の構成について，①医学・医療の専門家等，自然科学の有識者，②倫理学・法律学の専門家等，人文・社会科学の有識者，③研究対象者の観点も含めて一般の立場から意見を述べることので

きる者，を求めている。①から③までに掲げる者については，それぞれ他を同時に兼ねることはできず，会議の成立についても同様の要件とされた。従って，一般の立場の委員がいなければ，倫理審査委員会は成立要件を満たさない。

また，2018年春に施行予定の臨床研究法の施行規則（案）でも，臨床研究審査委員会の体制整備（法第23条第4項第1号関係）が求められており，委員は，ア　医学又は医療の専門家，イ　臨床研究の対象者の保護及び医学又は医療分野における人権の尊重に関して理解のある法律に関する専門家又は生命倫理に関する識見を有する者，ウ　上記以外の一般の立場の者，から構成され，かつ揃っていなければ成立しないこととされている。

以上のように，研究計画の審査の場では，一般の立場の委員は不可欠の存在になっている。しかし，「非専門家」である一般の立場の委員に求められる役割の議論は十分でなく，コンセンサスも得られていないのではないだろうか。唯一の手がかりである医学系指針のガイダンス（第11）には，

　　5　(1)　③の「研究対象者の観点も含めて一般の立場」は，医学系研究に関する知識を十分に有しているとは限らない研究対象者の視点から，研究の内容を踏まえた同意説明文書等の内容が一般的に理解できる内容であるか等，客観的な意見が言える立場であることを指す

と述べられている。

ここで注目すべきなのは，医学系指針では，具体的な役割として，インフォームド・コンセントで用いる説明文書や同意文書のわかりやすさの指摘のみが挙げられている点である。研究対象者

にとって，説明文書や同意文書が適切な難易度や分量である必要はあり，その検討を研究対象者の立場に立って，一般の立場の委員に求めたいと考えることは理解できるが，もう少し例示がほしいところだ。例えば，研究計画の審査の肝である，リスクとベネフィットのバランス（予測されるベネフィットとの比較において，侵襲や負担の程度は見合うものかどうか）について，首尾一貫して研究対象者の立場に立って考えてもらい，研究対象者に提示する価値があるものかどうかを判断してもらうことは最も重要であろうし，各論としてはインフォームド・コンセントのタイミングが適切かどうかや，断りやすい環境かどうかといった事情にも目を向けてもらいたいところである。

　また，医学系指針では，一般の立場の委員に対して，研究対象者の立場を想像する役割を期待していそうだが，医学系指針の策定を議論した，「疫学研究に関する倫理指針及び臨床研究に関する倫理指針の見直しに係る合同会議」の議事録を読んでも，一般の立場の委員に対してどのような役割を求めるべきかはほとんど議論された形跡がない。「一般の立場の委員」の議論は，「その場にいることが大切だ」という合意はなされたものの，その役割の吟味がなされないまま，思考停止してしまっているように思える。

　実は，日本が倫理審査委員会の手本としてきた，米国の施設内審査委員会（IRB）でも様々な議論があった。哲学者のステファニー・ソロモンは，これまでの IRB 政策に関する公文書をひもとき，「非科学者」委員の位置づけの揺らぎを分析している（Solomon, 2016）。ソロモンによれば，1970 年代前半に初めて「非科学者」として，「研究対象者となりうる集団の代表

（representatives）」が委員に含まれていることが要請されたが，1970 年代後半には，独立した立場での審査を進めるためには「非科学者の委員」が必要であること，また，当該研究計画が社会での研究が受容されるかどうかを判断するためには「委員の多様性」が必要であると指摘されたこともあったという。

　しかし，1990 年代には独立した立場の審査を確保するためには「非科学者」ではなく「外部委員」が必要だという報告書も出されていた。さらに，IRB の「説明責任」や「代表性」など様々な価値や理念が浮上しては消えるなか，2001 年の大統領の諮問委員会報告書では「多様性」が重視され，その確保に必要な委員として，「研究対象者の立場を代表できる者，当該研究機関に所属していない者，主たる関心事が科学ではない領域にある者」が必要であり，その比率を高めるべきだと述べられていた。ソロモンは，約 30 年間にわたる，「非科学者」あるいは「外部」の委員の位置づけに関する折々の議論を振り返り，核となる価値に一貫性がなく，未だに期待すべき役割と機能が明瞭でないことを批判している。

3．「当事者」が審査委員になること

　日本における「一般の立場の委員」に求める役割の議論を少しでも精緻にするため，生命倫理学者のレベッカ・ドレッサーの見解を紹介したい。患者として研究に参加した経験をもつ生命倫理学者のレベッカ・ドレッサーは，「経験ある被験者」（experienced subjects）という言葉を用い，研究参加経験者の視点を研究計

画に採り入れることにより，研究計画の審査は円滑になる可能性があり，研究倫理をより豊かなものにすると指摘している（Dresser, 2001）。

　ここではドレッサーは，研究参加経験者の関わり方として，近年の障害者政策の重要なコンセプトである「インクルージョン（inclusion）」という言葉を敢えて選んでいることに注目したい。インクルージョンの考え方は，1994年にユネスコの「特別ニーズ教育世界会議」で採択された「特別なニーズ教育における原則，政策，実践に関するサラマンカ声明」の，「インクルーシブな方向性を持つ普通の学校こそが，差別的な態度と闘い，すべての人を喜んで受け入れられる地域社会を建設し，万人のための教育を達成するための最も効果的な手段である」という文章を起源にもつ（UNESCO, 1994）。インクルージョンの理念を全面的に採り入れた，国際連合の「障害者の権利に関する条約」（2006）では，締約国に対して障害者個人の必要に基づく合理的配慮（reasonable accommodation）の提供を求めており，日本でも「障害を理由とする差別の解消の推進に関する法律」（平成25年法律第65号）として反映された。障害者福祉の論稿や施策では，「社会的包摂」，「多様性の包摂」，「包摂・共生」などのように説明されることが多いが[注4]，ドレッサーは，「経験ある被験者」が今後のよりよい研究を議論する場から零れ落ちることがないように，また彼らしか持ち得ない経験を無価値なものとし

注4）　日本政府は「インクルージョン」の公定訳を「包容」としているが，本来のニュアンスが伝わりにくいとの批判がある。代表的な文献として，大谷（2015）がある。

ないようにとの考えから「インクルージョン」という言葉を用いたと思われる。

　また，憲法学者の中山茂樹は，「当事者」の主張には，単に私的な利害・選好を主張しているだけでなく，当該問題を公共の問題として捉えることを訴えるものもあり，決定する権力が「当事者」の声を聞くことで，「当事者」にとって大切なものが，法の論理としても配慮すべきものとして認識される可能性を示唆している（中山，2008）。「経験ある被験者」は「かつて被験者という当事者であった者」とでも言えるだろうか。過去の経験では配慮されなかったこと，あるいは配慮されてよかったことについて，今後の臨床研究について示唆を与えるという可能性は期待できるかもしれない。では，「経験ある被験者」を委員として含める場合に，留意すべき点はないだろうか。まず，日本には「経験ある被験者」を容易に探し出すためのデータベースがなく，どのような方法で募集をすれば，倫理審査に関心のある「経験ある被験者」にアクセスできるのかがわからない。次に，委員長や他の委員が「経験ある被験者」の役割に過度な期待を抱いたり，依存したりする可能性が考えられる。「経験ある被験者」が依って立つ経験は様々であるが，「当事者がその事実について一番よく知っているはずだ」という委員の集団的な思い込みにより，「経験ある被験者」の立場の委員が審議のなかで特権的な地位を占めてしまう可能性や，本来であれば「経験ある被験者」の立場の委員が気づくべき視点が欠落してしまう可能性もありえる。そのため，「経験ある被験者」には，自身がもつ経験に由来する知見のみで対応するには限界があることを自覚してもらう必要があり，そのうえで他の委員と同

様に，一定のトレーニングが必要となるだろう。

4．治験参加経験者は，医薬品開発に携わりたいと考えているか

日本には「経験ある被験者」がどのくらいいるのだろうか。その概数をすぐに把握できる仕組みは存在していないが，現在，臨床試験の登録サイトに登録されている計画のうち，参加者募集を終了して，現在実施中の介入研究は2,834件あった[注5]。これらの臨床試験には，それぞれの基準を満たした参加者が貢献している。また，治験届が初回に提出された数は2014（平成26）年度に151件，2015（平成27）年度に127件，2016（平成28）年度に134件となっており，やはりそれぞれに基準を満たした参加者がいるはずだ。これらの人々は，プロトコルに定められた通院期間を終了したら，また患者・市民の立場に戻っていくことになるが，今後の臨床試験・治験をよりよいものにしてくれる人材となってくれる可能性を考えてみたい。

著者は，2017年3月に，医薬品の治験に参加した経験のある

注5）　UMIN-CTRで「参加者募集終了，試験継続中」かつ試験デザインが「介入」のものは2,372件，JAPICで「参加者募集終了，試験継続中」かつ全文検索に「介入」を入力した結果は444件，JMA CCTで「募集終了」で「実施中」となった25件から個別に内容を確認して観察研究デザインのものを除外すると18件となった（2018年3月1日現在）。

注6）　疾患・症状パネルには，男女あわせて約60万人が登録しており，最近1年間に経験した症状，現在も通院している疾患，最近1年間に医師から薬をもらった疾患などの情報が年に1度更新されているパネルである。

患者へのウェブアンケート調査を実施した。株式会社インテージが保有する「疾患・症状パネル」[注6] に登録する患者のうち，過去5年以内に医薬品の治験に参加した経験をもつ2,688名を抽出し，そのうち「試験薬を受け取った」と回答した1,473名からの回答を有効とし，分析の対象とした。回収率は54.8%であっ

表2　回答者の属性（N=1,473）

		人数	%
性別	男性	1061	72.0
	女性	412	28.0
年代	20-29歳	51	3.2
	30-39歳	136	9.2
	40-49歳	274	18.6
	50-59歳	423	28.7
	60-69歳	417	28.3
	70-79歳	172	11.6
臨床試験・治験の参加状況	最後まで完了した	1254	85.1
	途中で中断となった	202	13.7
	途中で同意を撤回した	17	1.2
現在の健康状態	退院したばかりである	39	2.6
	定期的に外来通院している	783	53.2
	必要なときに外来通院している	250	17.0
	外来通院はせず，自宅療養中である	10	0.7
	外来通院でも，自宅療養中でもない	386	26.2
	その他	5	0.3

た。回答者の基本属性は表2に示すが，男性が72％と多く，年代は50歳代が28.7％，60歳代が28.3％となっていた。回答者の85.1％は治験を最後まで完遂したと回答しており，53.2％は現在も自身の診療のため，定期的に外来通院をしていた。

　これらの回答者の治験に関する知識を確認した結果を図1に示す。全体に正答率は高く，治験が将来の治療法開発のために実施されること，除外基準があることは95％以上の回答者が理解していた。ただし，無作為割付に関する知識は，正答率が50.0％と低くなっていた。医薬品の治験では無作為割付を伴うデザインが多いと考えられるが，説明・同意文書の保管状況を尋ねたところ，「保管している」と回答した人は44.5％であり，それ以外は，「処分した」(35.4％)，「どこにしまったかわからない」(14.8％)，「覚えていない」(2.9％)という状況であったことから，どのようなデザインの治験であったかを見返す機会もないのかもしれない。

　治験終了後，プラセボ群に割り付けられたかどうかについて「知らせてほしい」と回答したのは68.0％であり，「判断できない」(17.9％)，「知らせてほしくない」(14.1％)が続いた。また，治験終了後，治験薬が販売されたかどうか知らせてほしいかについては，「知らせてほしい」が67.8％と多かったものの，「判断できない」も27.2％ほどあった。

　それでは，こうした回答者には，今後の医薬品開発について意見陳述をする意欲はあるのだろうか。図2に「あなたは，あなたの疾患の医薬品開発について詳しいデータを説明されたうえで，次のような意見を自分で述べることができそうですか」という設問への回答を示した。治験参加経験が直接的に役立つと期待され

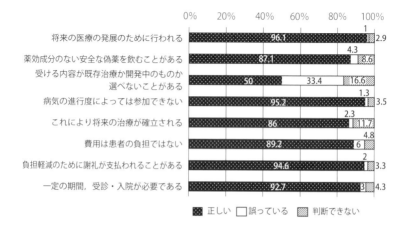

図1 臨床試験・治験に関する知識の正誤問題 (N = 1,473)

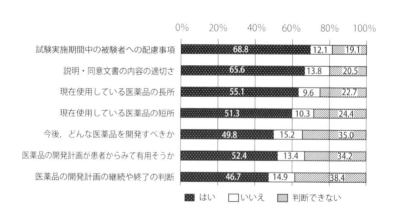

図2 あなたは，次のような意見を自分で述べることができそうですか。(N = 1,473)

る「治験に参加する人が治験実施期間中にどのような配慮をしてほしいか」については，回答者の68.8％は「意見を自分で述べることができそうだ」と回答していた。次いで，医学系指針ガイダンスに例示されていた「説明・同意文書の内容の適切さ」（65.6％），「現在使用している医薬品の長所」（55.1％）と続いた。さらには，従来，専門医や臨床薬理学の専門家等が判断し，患者の意見を求める責務のなかった事項，すなわち，「今後，あなたの疾患に関してどのような医薬品を開発すべきか」，「あなたの疾患に関する医薬品の開発計画が，患者からみて有用そうか」，「あなたの疾患に関する医薬品の開発計画の継続や終了についての判断」といった項目についても，過半数前後の回答者が意見を陳述することが可能だと回答していた。この回答傾向について，性別，年代，学歴との有意な関連は見られなかった。

　本調査結果で見る限り，一定数の治験参加者は，その経験を他者のために役立てる能力や意欲を潜在的に持っていると考えてよいのではないだろうか。そして，彼ら彼女らが能力や意欲を十分に生かす人材となれるか否かは，医学研究や医薬品開発に携わる者たちが丁寧なコミュニケーションをはかり，トレーニングの機会を提供し，その土壌をつくれるかどうかにかかっている。

5．終わりに
～本格的な「患者・市民参画」の実現に向けて

　本稿では，倫理審査委員会における患者・市民の貢献のあり方に関して，現在の法令・指針以上に議論を深める必要性を述べ，

一つの例として「経験ある被験者」を巻き込む意義とその潜在的な可能性について検討したつもりである。だが，既にその次の段階を考えなければならない。そのことに触れて，本稿を終えたいと思う。

　英国を中心に欧州各国では，研究の立案段階から評価に至るまで，様々な局面で患者・市民の意見を聞くことを「患者・市民参画」（PPI）（または「患者エンゲージメント」〔Patient Engagement〕）と表現し，徹底して政策に取り入れている（武藤,2014）。この政策で強調されているのは，患者・市民「とともに」（with），あるいは患者・市民「によって」（by）研究が実施される体制の実現である。他方，PPI と出自は異なるが，実践が類似した概念として，米国で発展したリサーチ・アドボカシー（research advocacy）という，世界中の患者団体に影響と恩恵を与えてきた活動もある。だが，患者・市民参画は，臨床試験と医療が極めて密接に結びつき，HIV/AIDS 治療薬の開発に代表されるように，時として過激な患者運動に発展したリサーチ・アドボカシーとは異なるものだと言えるだろう（Roth, 2017）。

　英国での研究者向けの患者・市民参画に関するハンドブックでは，患者・市民の意向を考慮すべき局面として，①研究デザインの立案段階，②研究助成金の申請段階，③研究の実施期間中，④データの分析段階，⑤研究結果の普及段階を挙げている（National Institute of Health Research, 2014）。例えば，患者・市民参画政策では，患者の主観を臨床試験・治験の評価項目に組み入れる Patient Reported Outcome（PRO）の普及や利用増加を目指しているわけではない。PRO は，患者にとっ

264

ての真のベネフィットを模索すること，新薬の評価に関わる価値基準を広く社会に求める意図をもった存在ではあるが（小林，2015），患者・市民参画政策が求めているのは，ある臨床試験・治験で PRO をどのような項目で設定するのか，という意思決定の局面に，可能な限り，患者・市民の意見を入れることである。そして，倫理審査委員会での審査では，当該研究計画の立案にあたり，患者・市民の意見を聞いたかどうかについて，申請書に記載しなければならない。

　こうした潮流は，日本にも影響を与えている。国内では，長らく医学研究や医薬品開発への患者・市民参画を推進する施策はなく，また計画的に患者・市民の意見を取り入れた臨床試験・治験の事例もほとんどなかった（田代，2016）。だが，近年，いくつかの変化がみられる。例えば，健康・医療戦略推進法に基づいて2014 年に閣議決定された「医療分野研究開発推進計画」では，

　　臨床研究及び治験の実施に当たっては，その立案段階から被
　験者や患者の<u>*連携*</u>*を促進するとともに，患者・国民への臨床研*
　究及び治験の意義やそれが国民にもたらすメリット等について
　の啓発活動を積極的に推進する必要がある。特に，教育・研究
　を旨とする大学病院やナショナルセンターにおける取組の検討
　が必要である（下線部は筆者による）

と書かれていたが，2016 年の一部改正により，「その立案段階から被験者や患者の<u>参画</u>を促進する」として，より積極的な書き

注7）　(vi) 患者との連携及び国民への啓発活動等への取組（健康・医療戦略推進本部〔2017〕p.15）

方に変更された^{注7)}。

　また，2017年10月に，がん対策基本法に基づくがん対策推進計画（第3期）閣議決定されたが，がん研究で取り組むべき施策として，以下のように患者・市民参画の推進と国の関与が明記された^{注8)}。

　　AMED（筆者注・日本医療研究開発機構）は，海外の研究体制と同様，我が国でも患者やがん経験者が研究のデザインや評価に参画できる体制を構築するため、平成30（2018）年度より，患者及びがん経験者の参画によって，がん研究を推進するための取組を開始する。

　　また，国は，研究の計画立案と評価に参画可能な患者を教育するためのプログラムの策定を開始する。

　以上のような流れを踏まえ，AMEDでは，2017年度から2年間の予定で「臨床研究等における患者・市民参画に関する動向調査」に着手したところである。本稿で取り上げた「経験ある被験者」は，倫理審査委員会のみならず，患者・市民参画政策にも貢献しうる重要な人材候補であり，治験終了後に縁が切れてしまうのはもったいないのではないだろうか。諸外国では，患者・市民参画政策は，リサーチ・アドボカシーの推進と渾然一体となりながら進められている。今後，諸外国で経験した様々な知恵や課題を学びながら，本邦での患者・市民参画政策とこれに貢献しうる人材育成が進むことを願うとともに，筆者も尽力したいと考えている。

注8)　第2分野別施策と個別目標4．これらを支える基盤の整備（厚生労働省〔2017〕p.70）

謝辞

アンケートに回答して下さった治験参加者の皆様に御礼申し上げます。本研究は，AMED の課題番号 JP18kk0205001 の支援を受けました。

参考文献

大谷恭子（2015）「障害者権利条約『言葉』考『完全に包容された教育』」『ノーマライゼーション　障害者の福祉』2015 年 8 月号＜ http://www.dinf.ne.jp/doc/ japanese/prdl/jsrd/norma/n409/n409015.html ＞ 2018 年 3 月 1 日アクセス

葛西美恵, 小林　慎, 池田俊也（2011a）「医療技術評価（HTA）の政策立案への活用可能性（前編）」『医療と社会』21（3）：163-174

葛西美恵, 小林　慎, 池田俊也（2011b）「医療技術評価（HTA）の政策立案への活用可能性（後編）：海外の動向とわが国における課題」『医療と社会』21（3）：233-247

健康・医療戦略推進本部（2017）「医療分野研究開発推進計画　平成 29 年 2 月 17 日一部変更」＜ https:// www.kantei.go.jp/jp/singi/kenkouiryou/senryaku/ suishinplan_henkou.pdf ＞ 2018 年 3 月 1 日アクセス

公益財団法人日本医療機能評価機構（2016）「Minds 診療ガイドライン作成マニュアル 2017」2016 年 3 月 15 日版＜ http://minds.jcqhc.or.jp/s/doc_tool_manual ＞ 2018 年 3 月 1 日アクセス

厚生労働省 大学附属病院等の医療安全確保に関するタスクフォース（2015a）「特定機能病院に対する集中検査の結果及び当該結果を踏まえた対応について　平成 27 年 11 月 5 日」＜［http://www.mhlw.go.jp/file/05-Shingikai-10801000-Iseikyoku-Soumuka/0000104108.pdf ＞ 2018 年 3 月 1 日アクセス

厚生労働省 地域医療構想策定ガイドライン等に関する検討会（2015b）「地域医療構想策定ガイドライン平成 27 年 3 月」＜ http://www.mhlw.go.jp/file/05-Shingikai- 10801000-Iseikyoku-Soumuka/0000088511.pdf ＞ 2018 年 3 月 1 日アクセス

厚生労働省（2017）「がん対策推進基本計画（平成 29 年 10 月）」＜ http//www.mhlw.go.jp/file/06-Seisakujouhou-10900000-Kenkoukyoku/0000181862.pdf ＞ 2018 年 3 月 1 日アクセス

小林和道（2015）「Patient-Centered の促進に伴う Patient Reported Outcome の新薬開発への適用に関する研究」医薬産業政策研究所リサーチペーパー・シリーズ No.64（2015 年 3 月）

世界保健機関（WHO）西太平洋地域（2007）「ひと中心のヘルスケア　こころとからだ，ひとと体制の調和」＜ http://www.wpro.who.int/health_services/people_at_the_centre_of_care/documents/JPN-PCIbook.pdf ＞ 2018 年 3 月 1 日アクセス

齋藤信也，児玉聡，安倍里美，白岩健，下妻晃二郎訳（2013）「英国国立保健医療研究所（NICE）における社会的価値判断—NICE ガイダンス作成のための諸原則（第二版）」『保健医療科学』62：667-678

田代志門（2016）「なぜ臨床試験に患者参画が必要なのか」『血液内科』73（1）：128-132

中山茂樹（2008）「科学技術と民主主義－憲法学から見た『市民参加』論－」初宿正典他『国民主権と法の支配（上巻）』79-100, 成文堂

日本製薬工業協会（2017）「『第 1 回患者団体アドバイザリーボード』を開催　新任アドバイザーを交え製薬業界への期待や要望等を意見交換」『製薬協ニューズレター』2017 年 9 月号＜ http://www.jpma.or.jp/about/issue/gratis/newsletter/html/2017/81/81c1-02.html ＞ 2018 年 3 月 1 日アクセス

武藤香織（2014）「臨床試験への患者・市民参画（patient andpublicinvolvement:PPI）とは何か」『医薬ジャーナル』50（8）：93-98

八巻知香子，高山智子，若尾文彦（2015）「患者さんや家族に寄り添える情報提供を目指して－国立がん研究センターがん対策情報センター「患者・市民パネル」による取り組み－」『癌の臨床』61（1）：63-67

Dresser R（2001）*When Science Offers Salvation: Patient Advocacy and Research Ethics. Oxford University Press.*

Gerteis M, Edgman-Levitan S, Daley J and Delbanco T（1993）*Through the Patient's Eyes.* San Francisco: Jossey-Bass.（邦訳　信友浩一監訳（2001）『ペイシェンツ・アイズ』日経 BP 社）

National Institute of Health Research（2014）"Patient and Public Involvement in Health and Social Care Research: A Handbook for Researchers, 2014." ＜ https://www.nihr.ac.uk/about-us/CCF/funding/how-we-can-help-you/RDS-PPI-Handbook-2014-v8- FINAL.pdf ＞ Accessed March 1, 2018.

National Research Council（2001）*Crossing the Quality Chasm: A New Health System for the 21st Century.* Washington, DC: National Academies Press.

Roth B（2017）*The Life and Death of ACT UP/LA: Anti-AIDS Activism in Los Angeles from the 1980s to the 2000s.* Cambridge University Press.

Solomon S（2016）"Too Many Rationales, Not Enough Reason: A Call to Examine the Goals of Including Lay Members on Institutional Review Board," *Accountability in Research.* 23（1）：4-22.

UNESCO（1994）"The Salamanca Statement and Framework for Action on Special Needs Education. Adopted by the World Conference on Special Needs Education: Access and Quality. Salamanca, Spain, 7-10 June, 1994." ＜ http://www.unesco.org/education/pdf/SALAMA_E.PDF ＞ Accessed March 1, 2018.

〈監修〉公益財団法人 医療科学研究所

　1990年，エーザイ株式会社が創業50周年を記念して本研究所を設立した。設立の趣意として次のようなことが書かれている。

　「本来，生命の尊厳にかかわる医療には経済性に左右されない最高の価値が認められるべきである。しかしながら，医療資源は有限であり，その制約の中で実際の医療が行われる以上，経済的効率の尺度が導入されざるをえない。これから将来に向かって医療と経済の調和，需給の長期的安定を目指して，広く社会の英知を結集し，社会の合意として新しい時代の回答を出してゆくべきと考える。『医療科学研究所』はこの社会の英知を表明する場としての役割を果たそうとするものである」（http://www.iken.org）

〈本文初出〉
「医療と社会」Vol.28 No.1(2018) 医療科学研究所

徹底研究「治験」と「臨床」
運用の視点・患者の視点で読み解く

平成30年10月15日　第1刷発行

監　修　　公益財団法人 医療科学研究所
発行者　　東島　俊一
発行所　　株式会社 **法研**
　　　　　〒104-8104　東京都中央区銀座1-10-1
　　　　　販売　03 (3562) 7675 ／編集　03 (3562) 7674
　　　　　http://www.sociohealth.co.jp
印刷製本　研友社印刷株式会社

0123

小社は(株)法研を核に「SOCIO HEALTH GROUP」を構成し，相互のネットワークにより，"社会保障及び健康に関する情報の社会的価値創造"を事業領域としています。その一環としての小社の出版事業にご注目ください。

© The Health Care Science Institute 2018 Printed in Japan
ISBN978-4-86513-551-0　定価はカバーに表示してあります。
乱丁本・落丁本は小社出版事業課あてにお送りください。
送料小社負担にてお取り替えいたします。

|JCOPY|　〈(社) 出版者著作権管理機構 委託出版物〉
本書の無断複製は著作権法上での例外を除き禁じられています。複製される場合は，
そのつど事前に，(社) 出版者著作権管理機構（電話 03-3513-6969，FAX 03-3513-6979，
e-mail: info@jcopy.or.jp）の許諾を得てください。